脑机接口
信号采集与处理

陈骥驰　冯乃诗　魏春风　编著

化学工业出版社
·北京·

内 容 简 介

在科技飞速发展的今天，脑机接口技术正逐渐从实验室走向现实应用，为人类社会带来前所未有的变革。本书简要概述了脑机接口的基础，重点介绍了脑电信号的神经科学基础和采集；脑电信号预处理与去伪迹；脑电信号特征分析；脑电信号特征分类方法等内容，旨在为读者提供脑机接口及脑电信号分析领域的全面知识和实用技术方法。

本书适宜从事脑机接口领域的技术人员参考，也可供机器人、人工智能、医疗康复等相关专业人士参考。

图书在版编目（CIP）数据

脑机接口信号采集与处理 / 陈骥驰，冯乃诗，魏春风编著 ． -- 北京 ：化学工业出版社，2025．1． -- ISBN 978-7-122-46765-2

Ⅰ．R338.2；R318.04

中国国家版本馆 CIP 数据核字第 2024S7U624 号

责任编辑：邢　涛　　　　　　　　装帧设计：韩　飞
责任校对：李露洁

出版发行：化学工业出版社
　　　　　（北京市东城区青年湖南街 13 号　邮政编码 100011）
印　　装：河北延风印务有限公司
710mm×1000mm　1/16　印张 11　字数 220 千字
2025 年 1 月北京第 1 版第 1 次印刷

购书咨询：010-64518888　　　　　售后服务：010-64518899
网　　址：http://www.cip.com.cn
凡购买本书，如有缺损质量问题，本社销售中心负责调换。

定　　价：88.00 元

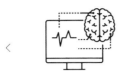

　　在科技飞速发展的今天，脑机接口技术正逐渐从实验室走向现实应用，为人类社会带来前所未有的变革。作为一种将神经信号转化为控制指令的技术，脑机接口打破了传统人机交互的界限，赋予了人类通过意念操控外部设备的能力。这一领域的研究不仅展示了神经科学与工程技术的结合如何改变人类生活，还为解决诸多医学难题、提升生活质量提供了新思路。本书系统地梳理了脑机接口技术的基础理论和脑电信号的处理方法，涵盖了从脑电信号的采集、预处理、特征提取到分类识别的全过程。全书共分为五章，深入探讨了脑机接口的基本理论、脑电信号的采集与预处理、特征提取与降维技术以及特征分类方法，旨在为读者提供全面的知识和实用的技术手段。

　　第 1 章脑机接口概述，首先概述了脑机接口的研究背景，阐明了其在医学、工程学和神经科学等多领域中的重要意义。随后，详细介绍了脑机接口系统的基本构成，包括脑电信号采集、处理、特征提取、模式识别与反馈等关键环节，并对当前的研究现状与未来的发展趋势进行了深入分析。

　　第 2 章脑电信号的神经科学基础和采集，着重探讨了脑电信号的神经科学基础，分析了脑电信号的产生机制及其在大脑各区域的表现特征，并对脑电信号的分类进行了详细说明。同时，介绍了脑电信号的采集方法，包括不同采集设备的应用、信号的影响因素及常用的信号分析工具箱，帮助读者全面了解脑电信号的获取与初步处理。

第3章脑电信号预处理与去伪迹，深入讨论了脑电信号预处理的必要性及其常用方法。内容涵盖了滤波、坏段与坏导剔除、基于独立成分分析的伪迹去除、重参考及基线矫正等基本步骤。此外，详细介绍了多种先进的伪迹去除技术，如典型关联分析、盲源分离和小波变换法等，旨在提升脑电信号分析的精确度和可靠性。

第4章脑电信号特征分析，主要集中于脑电信号特征提取与降维技术的介绍。内容包括时域、频域、时频域、空域及非线性特征提取方法，并进一步探讨了主成分分析、最大相关最小冗余和遗传算法等特征降维方法。此外，还对其他常用的特征分析方法进行了概要性介绍，为读者在信号分析过程中提供多样化的选择。

第5章脑电信号特征分类方法，系统地介绍了脑电信号特征分类的各种技术手段，涵盖了基于传统机器学习的线性判别分析、K近邻、支持向量机、朴素贝叶斯等算法，以及基于深度学习的卷积神经网络和循环神经网络等前沿方法。此外，还探讨了其他脑电信号特征分类技术，旨在为不同应用场景下的分类任务提供理论支持和实践指南。

本书由沈阳工业大学陈骥驰、魏春风和沈阳大学冯乃诗撰写，第1～3章由冯乃诗和陈骥驰编写，第4、5章由魏春风和陈骥驰编写。本书涉及的研究工作得到国家自然科学基金资助项目（62471319，62101355），中国博士后科学基金面上项目（2021M692228），辽宁省自然科学基金项目（2022-BS-176），辽宁省教育厅高等学校基本科研项目（LJKMZ20220457），沈阳市科技人才专项（RC230517）等基金支持，在此表示衷心的感谢。

本书通过对上述各章内容的详细论述，旨在为读者提供脑机接口及脑电信号分析领域的全面知识体系和实用技术方法。本书适合相关领域的科研人员、工程师，以及对脑机接口技术感兴趣的专业人士作为参考和学习的资料。希望本书能为推动脑机接口技术的发展贡献一份力量，并激励更多人投身于这一充满挑战与机遇的研究领域。

陈骥驰

2024 年 10 月

目录

5　脑电信号特征分类方法　　135

1

脑机接口概述

脑机接口（Brain Computer Interface，BCI）是一种基于计算机的系统，它能够实时获取、分析并将脑信号转化为输出命令[1-3]。BCI 一词由 Jacques Vidal 提出，他在 20 世纪 70 年代设计了一种使用视觉诱发电位的 BCI 系统[4]。自那时起，计算机技术、机器学习和神经科学的显著进步使得各种 BCI 系统得以发展[5, 6]。许多 BCI 系统使用脑电图（Electroencephalography，EEG）信号[7]；其他系统则采用不同的记录方式，如脑磁图（Magnetoencephalography，MEG）、皮层电图（Electrocorticogram，ECoG）、单个神经元动作电位或局部场电位（Local field potential，LFP）、功能性磁共振成像（functional Magnetic Resonance Imaging，fMRI）或功能性近红外光谱（functional Near-infrared spectroscopy，fNIRS），本书的内容则侧重于介绍基于脑电信号的脑机接口。

1.1 脑机接口的研究意义

脑机接口的研究具有广泛而深远的科学和社会意义，涵盖了提升生活质量、促进神经科学发展、推动技术创新、扩展人机交互可能性、提高社会经济效益以及应对伦理和社会挑战等多个方面。通过对 BCI 技术的深入研究，严重运动障碍患者可以恢复沟通和控制能力，科学家能够更深入地研究大脑功能，并推动传感器、信号处理和人工智能等技术的进步。

根据目前的研究情况，BCI 不仅在医疗和康复领域具有重要应用，还在智能家居、虚拟现实和游戏等消费领域展现出巨大潜力。总体而言，BCI 研究在科学和技术上有重要意义，同时对社会福祉的提升有着深远的影响。本节主要分成以下五个方面，对脑机接口的研究意义进行总结。

（1）提升生活质量和恢复功能

严重的神经和认知障碍，例如肌萎缩性侧索硬化症、脑卒中和脊髓损伤，可能会破坏大脑与外部环境沟通和控制的路径[8,9]。严重受影响的患者可能会失去所有的自主肌肉控制，包括眼球运动，并可能完全被困在自己的身体内，无法通过任何方式进行交流。这样复杂的严重疾病综合征有时被称为闭锁综合征，表现为无法与外界互动或表达任何意图。一种恢复功能和克服运动障碍的潜在解决方案是为大脑提供一个新的、非肌肉的沟通和控制渠道，即脑机接口，用于向外部世界传递信息和命令[10,11]。在康复医学中，脑机接口技术可以用于运动功能的恢复，通过意念控制康复训练设备，帮助患者重新建立神经肌肉连接，加速康复进程[12,13]。

（2）神经科学发展的促进

可通过 BCI 的研究促进对大脑功能和神经网络活动的深入理解。通过分析脑电图，科学家们可以研究不同脑区的功能和神经网络的工作机制，这对神经科学和认知科学的发展具有重要意义[14,15]。BCI 技术还可以用于研究和诊断各种脑疾病，如癫痫、帕金森病和抑郁症等，通过监测和分析病理性脑活动，帮助科学家理解疾病机制并开发新的治疗方法[16,17]。例如，在癫痫的研究和治疗中，EEG 技术被广泛用于监测和分析癫痫发作的电活动模式，通过实时记录患者的大脑电活动，研究人员能够识别出癫痫发作的特征波形，并预测发作的可能时间，从而提高了治疗的精准性。此外，结合深度学习算法，EEG 数据的自动化分析已经成为可能，这不仅提高了分析的效率，还减少了人为误差。在认知与行为研究中，EEG 技术也被用于探讨不同认知状态和任务相关的脑活动。例如，通过分析特定任务（如记忆、注意、决策）中的 EEG 波形，研究人员能够揭示大脑在执行这些任务时的活动模式。这样的研究为理解人类认知过程和开发脑机接口技术提供了重要的基础。

（3）推动技术创新

推动科技创新涵盖了在硬件、算法、软件等多个方面的技术革新。首先在传感器、放大器等硬件方面，BCI 技术的发展推动了新型传感器和电极的研发，这些设备可以提供更高质量的脑电信号数据，具有更好的生物相容性和稳定性[18,19]。

对于信号处理和算法的方向，BCI 的实现依赖于复杂的信号处理和机器学习算法，以提取和解码带有信息的脑信号。这促进了人工智能、模式识别和数据分析等领域的技术进步。在人机协作方向，BCI 技术的进步使得人机协作变得更加紧密和高效。通过 BCI，机器可以直接响应人类的脑信号，实现更加自然和即时的互动，推动了智能系统的发展[20]。这种直接的脑-计算机通信模式，可以应用于虚拟现实、游戏和智能家居等领域，带来全新的用户体验[21]。通过 BCI 技术与增强现实或者虚拟现实技术的结合，用户可以实现更自然和直观的交互，应用中的沉浸感和互动性将大大提升。

（4）社会经济效益

BCI 技术的应用可以减少医疗和护理成本，提高生产效率。例如，智能假肢和康复机器人可以帮助患者实现独立生活，减少对护理人员的依赖，降低长期护理费用[22,23]。在工业自动化中，BCI可以提高操作精度和效率，减少人为错误[24]；在商业领域，BCI可以用于市场调研和用户体验分析，提供更精确的用户反馈，优化产品设计和服务；在教育和培训中，BCI技术可以用于监测和分析学生的脑电活动，优化教学方法和学习体验，提高教育质量[25]。

（5）跨学科合作和发展

BCI技术的发展涉及神经科学、计算机科学、工程学、心理学和伦理学等多个学科，推动了跨学科的合作和知识融合，促进了各领域的共同进步[26]。BCI研究需要全球科学家的共同努力和合作，国际交流和合作有助于分享研究成果、标准化技术规范，加速BCI技术的发展和应用。

总之，脑机接口的研究不仅有助于解决重大医疗和社会问题，还推动了科学技术的进步，拓展了人机交互的边界，具有广泛而深远的意义。在未来，随着技术的进一步发展，BCI技术有望在更多领域实现突破，成为改善人类生活、提升社会福祉的重要工具。

1.2　脑机接口系统的基本构成

和任何通信或控制系统一样，脑机接口具备输入、输出、将输入转换为输出的模块，以及决定操作开始、结束的协议。BCI系统主要由4个部分组成，分别是信号采集、信号预处理、特征提取及模式识别和控制与反馈以及系统集成[27]，如图1.1所示。首先，来自大脑的信号被贴在头皮表面的电极获取，并经过处理以提取特定的信号特征，例如诱发电位或感觉运动皮层节律的振幅、皮层神经元的发放率等，这些特征反映了用户的意图。然后，这些特征被转换为操作设备的命令，例如简单的文字处理程序，轮椅或神经假肢的控制命令等。是否成功取决于用户和系统这两个自适应控制器的互动。用户必须建立并维持其意图与 BCI 使用的信号特征之间的良好关联，BCI 则必须选择和提取用户能够控制的特征，并将这些特征正确且高效地转换为设备命令。下面分别对这 4 个组成进行介绍。

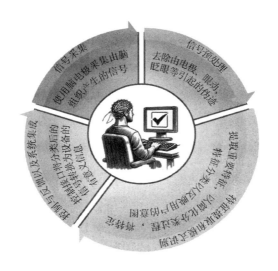

图 1.1　脑机接口的组成

（1）信号采集模块

信号采集模块是脑机接口系统的前端，主要负责从大脑中提取神经信号。这些信号通常通过电极阵列或传感器来记录，采集到的信号需要经过放大、滤波、数字化等预处理步骤，以去除噪声和干扰，确保信号的质量和可靠性[28-30]。

在医学、神经科学、心理学及各种脑信号研究领域，Ag/AgCl 电极因其优良的信噪比、可靠性、稳定的信号质量和成本效益，被广泛认为是最常用的脑电图电极之一[31]。它们作为标准电极类型，常用于比较其他电极的性能。然而，Ag/AgCl 电极需要使用导电凝胶，并且电极准备和应用过程可能复杂且耗时。因此，为了满足不同应用领域对脑电图电极的多样化需求，出现了多种类型的脑电图电极。这些电极作为替代方案，旨在解决 Ag/AgCl 电极相关的挑战，并满足特定的研究需求。

脑电图采集电极有多种分类方法。根据电极在大脑上的放置位置，可以将其分为两类：非侵入性[32] 和侵入性[33]。侵入性电极则涉及将电极植入大脑皮层，以获取更精确的信号，但这需要手术操作且风险较高，本书不进行过多介绍。非侵入性电极，即放置在头皮上的电极收集脑电信号，并通过信号处理技术实现人机交互，可以主要分成湿电极和干电极，上文提及的标准 Ag/AgCl 属于湿电极。而对于干电极，目前主要有电极微针和指状电极这两种非侵入性电极，同时作为替代方案旨在解决 Ag/AgCl 电极相关的挑战，并满足特定的研究需求。微针非侵入性电极代表了一种创新的脑波电极技术，可在不损伤头皮的前提下实现高质量的脑电信号采集[34]。传统的脑电图电极通常需要使用黏性胶或导电膏附着在头皮上，这可能导致不适和皮肤敏感。相比之下，微针非侵入性电极采用微细的针状电极尖端，轻轻接触头皮，允许电极更接近神经元，从而提高信号质量。指状电极，它同样不仅能够消除由黏性胶或导电膏黏附在头皮上引起的不适或皮肤敏感，还能够轻松穿透头发，从而提升脑电信号采集的质量和准确性[35]。与微针非侵入性电极相比，指状电极会更舒适一些。

通过以上两种干电极的结构设计，微针和指状非侵入性电极能够与头皮直接接触，有效降低头皮与电极之间的阻抗，并提供更稳定可靠的脑电信号。此外，与传统电极相比，这两种电极对头皮施加的压力较小，减轻了长时间佩戴时的不适。非侵入性电极在神经科学研究、脑机接口技术和认知评估等领域具有潜在应用。它们为研究人员提供了更准确的脑电信号数据，从而促进对脑活动的更深入理解。

除了电极部分，模数转换也是一个很重要的环节[36]。EEG 信号采集中，模数转换器件是核心组件，负责将模拟电压信号转换为数字形式，其性能显著影响 EEG 信号的质量和准确性。模数转换器件的分辨率和采样率是关键因素，较高的分辨率和合适的采样率可以提高信号的精度和质量。其中较高的分辨率使模数转换器件能够转换更小的电压变化，而采样率则决定了模数转换器件每秒获取的数据点数量。对于不同类型的 EEG 实验，需要选择适当的采样率以满足实验要求。此外，模数转换器件的噪声水平、电源噪声、参考电极的位置以及功耗和尺寸也是影响信号质量的重要因素。最后，模数转换器件的功耗和尺寸也是需要考虑的因素。功耗较低的模数转换器件更适合长时间的数据采集实验，而较小的模数转换器件更适合便携式设备[37]。

（2）信号预处理模块

在记录脑电图信号期间，各种噪声和伪迹会干扰信号，给信号分析和处理带来挑战。因此，在 EEG 信号记录之前，通常会使用预处理电路来减少噪声和伪迹，从而提高信号质量和准确性。预处理电路通常包括几个主要模块，如放大器、滤波器和参考电极。放大器负责增加 EEG 信号的幅度，使其更容易被记录。滤波器用于消除信号中的噪声和伪迹，同时保留 EEG 信号的主要频率成分。参考电极通常放置在头皮上的特定位置，远离主要的 EEG 信号源，通常采用前额中心的位置。参考电极的电位通常被认为是零或已知电位，用于计算其他电极的电位差。预处理电路的设计必须考虑多种因素，如信号频率范围、放大增益和参考电极类型[38]。

在获取 EEG 信号后，通常在数据分析前，会通过电脑软件进行二次预处理。二次预处理主要包括滤波，重参考，基线移除，数据规范化，降噪等步骤，具体内容将在 3.3 节进行介绍。

（3）特征提取及模式识别

EEG 信号通常非常复杂，包含大量信息。因此，从 EEG 信号中提取适当特征的能力是任何成功的机器学习（Machine Learning，ML）和深度学习（Deep Learning，DL）算法的关键组成部分 [39,40]。特征提取旨在从多角度提取内在结构信息，在降低数据维度的同时，保留 EEG 信号所传达的重要信息。根据文献报道，许多特征提取方法是根据特定任务提出的，包括时域、频域和时频域以及信号中的空间信息 [41-43]。在这些提取方法中，独立成分分析（Independent Component Analysis，ICA）、主成分分析（Principal Component Analysis，PCA）和自回归（Autoregressive model，AR）模型被认为是时域方法，用于评估参数的统计测量，如均值、标准差、方差、均方根、偏度、峰度、相对带能量和熵。快速傅里叶变换（Fast Fourier Transformation，FFT）和 Welch 方法是用于分析 EEG 信号的频域分析方法。小波变换（Wavelet Transform，WT）和短时傅里叶变换（Short Time Fourier Transform，STFT）是两种标准的时频域方法，基于时间和频率提取特征。每种特征提取方法都有其优缺点，在选择适当的方法以适应特定类型任务时必须谨慎。在本书第 4 章，对分析 EEG 信号中最常用特征提取的方法进行了总体概述。当得到特征后，通常将特征进行向量化，随后输入到分类器中，进行分类。分类器主要包括传统分类器，例如支持向量机（Support Vector Machine，SVM）、K- 近邻（K-nearest neighbor，KNN）、线性判别（Linear Discriminant Analysis，LDA）等 [44-46]，具体内容将在本书的第 5 章进行介绍。

以上提及的传统机器学习依赖于手工设计特征和较浅层次的模型来处理和分析数据，这些方法在处理特定任务时表现良好，但在面对大规模和复杂数据时表现受限。随着数据量和计算能力的迅猛增长，更深层次的神经网络模型，即深度学习被研发出来。深度学习通过多层神经网络结构，能够自动提取和学习数据的高层次特征，显著提升了图像识别、自然语言处理等领域的能力，推动了人工智能的快速发展。DL 技术能够更稳健地学习大量所需参数，以揭示有价值和深入的信息，而传统的人工神经网络无法做到这一点 [47-49]。此外，DL 不依赖于耗时的手工提取特征方法，这些方法往往会丢失信息。深度神经网络（Deep Neural Network，DNN）涉及数千万的可学习参数以及高强度的浮点矩阵乘法。这对系统造成了巨大的计算负担。通常，研究提倡结合图形处理单元（Graphics Processing Unit，GPU）来解决这一问题。深度学习在脑电信号中的应用主要包括卷积神经网络、循环神经网络等，具体内容将在本书的 5.3 节进行介绍。

（4）控制与反馈以及系统集成

控制与反馈模块是脑机接口系统与外部设备交互的关键部分。该模块将识别出的用户意图转换为控制命令，用于操作外部设备如机械臂、轮椅或计算机界面。同时，系统会提供反馈信息给用户，以调整和优化控制策略，提高系统的响应速度和准确性。反馈可以是视觉、听觉或触觉形式，以增强用户体验和交互效率。

系统集成则是将各个功能模块进行集成，确保系统的稳定性和易用性。该模块包括硬件集成、软件开发和用户界面设计等方面。用户接口模块提供人机交互的平台，允许用户进行系统的配置和操作，并显示系统状态和反馈信息。良好的用户接口设计可以显著提高系统的易用性和用户满意度。

1.3　脑机接口的研究现状和趋势

在当今社会，科学家和工程师们一直致力于应用先进技术以提高人类生活质量。鉴于脑机接口的跨学科性质，科学家和工程师共同努力，开发新的先进 BCI 应用，在各个领域受到了广泛关注。在医学领域，BCI 技术使身体受限的人能够通过思想控制机器，这一技术为这些人提供了一种独特的体验，使他们无需依赖健康人即可与外部环境互动并完成各种活动。而在非医学领域，BCI 的技术则是主要充当了人类的帮手，已经在包括采矿和教育在内的多个领域展现了其优势。相关研究已经证明 BCI 可以加速机器人和神经生理学发现的演进。

1.3.1　脑机接口的研究现状

大脑作为一个复杂的人体器官，产生并控制我们的思想以及其他生理参数，包括但不限于愤怒、触觉、听觉、呼吸、运动技能、饥饿感、记忆和情绪。其中某些参数，如愤怒和呼吸频率的变化，可能通过身体表达或动作外在表现出来。然而，大多数参数只能在大脑内部表现，其他人无法察觉。当前的脑电技术虽然能在一定程度上解读个体思想，但尚未能达到十分准确的地步。目前，BCI 技术主要应用于事故预防、疾病检测及诊断、日常辅助和康健训练、心理状态评估、娱乐、神经反馈等方面。

（1）事故预防

利用 EEG 采集和反馈系统评估个体的心理状态，及时识别出专业人士中处于不理想心理状态的人员，从而减少问题和事故的发生，可以应用到各个行业[50]。首先，在核电工厂中，建立基于特定认知和生理状况的评估和训练，即建立基于 EEG 的信息安全强化的分类系统，用于评估核电厂操作员并确定他们的适任性，以保障核反应堆的安全运行[51]。其次，在建筑领域，可以建立基于 BCI 和生理数据的系统，用于建筑安全培训，该系统有助于了解工人的身体状况，增强安全意识，并减少事故的发生[52]。

在教育领域，为提高安全培训的效率，可以将 BCI 用于提供实时的风险识别性能反馈，从而改进演示策略 [53]。

在通信和控制方面，重点放在实际实验中监测驾驶员和飞行员的心理和认知状态，因为这些因素会显著影响安全 [54,55]，这包括监测驾驶员的心理认知状态，如注意力、压力、表现、情绪和兴趣 [56,57]。它可对检测驾驶员的疲劳或预测特定驾驶员的预期动作起到重要作用 [58-62]。目前，精神疲劳诱发的认知状态研究也已应用于飞行员 [63] 和高铁司机 [62]。

在机器人技术领域，这些应用包括假肢、外骨骼以及机器人与工人之间的协同工作。关于假肢和外骨骼的应用，有研究开发了患者在自我进食任务中控制假肢时的安全功能 [64]，或者开发 BCI 系统以提高连续手部外骨骼驱动抓握动作的可靠性和安全性 [65]。在工人与协作机器人系统及半自动化机器之间的空间和功能协作方面，Neu 等人在 2019 年提出了在工厂工作的场景中保护工人认知健康的理论方法，以检测和预防压力、疲劳和注意力不集中等事故原因 [66]。同时也有研究建立了应急系统，当操作员感知到机器人错误或发生意外事件时，这种信号会自动出现，并发送紧急停止机器人的命令 [67]。

在医疗方面，实时监测医务人员的心理状态，识别出疲劳、压力过大或注意力不集中等不理想状态。系统可以在问题出现前发出预警，提醒相关人员进行休息或调整，以预防可能的医疗事故 [68]。或者也可以应用于预测和防止疾病发作，例如癫痫发作 [69,70]、脑卒中（中风）[71,72] 等疾病 [73,74]。

（2）疾病检测及诊断

脑机接口在疾病检测方面也展现了巨大的应用潜力。通过实时监测和分析脑电活动，BCI 技术能够识别和检测各种神经系统早期疾病，通过捕捉患者大脑中细微的异常电活动，帮助医生在症状出现之前进行诊断，从而实现早期干预治疗。此外，BCI 还可以用于监测脑损伤患者的恢复进展，为康复治疗提供数据支持。通过这些应用，BCI 技术不仅提高了疾病检测的准确性和及时性，也为个性化医疗和预防医学开辟了新的途径。例如，阿尔茨海默病是一种神经退行性疾病，会导致记忆丧失、行为改变和其他认知问题。这种疾病在 65 岁以上的人群中最为常见，但也可能发生在较年轻的人群中。Ouchani. M 等人通过寻找不同组之间基于 EEG 特征的差异，如轻度认知障碍、中度阿尔茨海默病、重度阿尔茨海默病、其他形式的痴呆和稳定的正常老年对照组，寻找到了基于 EEG 特征与临床标志之间的相关性[75]。

除此之外，BCI 已经在许多疾病治疗中得到了应用，如癫痫[76-80]、孤独症[81-84]、肌张力障碍[85,86]、注意力缺陷多动障碍[87,88]、边缘型人格障碍[89]、抑郁症[90-93]、帕金森病[94] 和精神分裂症[95]。其他的应用还包括帮助有运动障碍的人，如完全闭锁状态[96]、闭锁状态[55]、脊髓损伤[97,98]、创伤性脑损伤[99] 等。

（3）日常辅助和康健训练

主要包括两个方面，首先是基于 BCI 的残疾人群的辅助机器人，脑电图信号可以为大脑与多种外部设备之间提供通道，可以作为辅助机器人，帮助脑卒中患者[100-102]、功能性康复运动障碍患者[103,104]、听力障碍患者[105]、大部分肌肉失控的患者等进行日常功能的辅助[106]，或者通过手指动作检测和识别[107,108]，手臂的 3D 运动[109] 等指令和轨迹的识别，控制其他设备，以达到目的。例如，Henri Lorach 等人建立了一种 EEG 采集和反馈系统，以恢复脊髓损伤患者的大脑和脊髓区域之间的通信，从而使慢性肢体瘫痪患者重新获得自然站立和行走的能力[110]。Francis R. Willett 等人开发了一种语音转文本的脑机接口系统。借助该系统，由于肌肉萎缩而无法清晰说话的参与者，在包含 125000 个单词的词汇表上实现了仅 23.8% 的单词错误率[111]。

此外，通过控制机器人手臂，还可以帮助个人完成运输货物和抓取物体的任务。Iason Batzianoulis 等人利用 EEG 采集和反馈系统实现了对机器人手臂的控制，随后实现了物体的操控和运输[112]。随着 BCI 的发展趋势，特别是那些身体有残疾的人，期待能够通过思想远程驾驶和控制机器（如无人机、车辆和飞机）。

其次是应用到康复训练中。包括将虚拟现实 (Virtual Reality，VR) 系统与基于运动想象 (Motor Imagery，MI) 的脑机接口融合，可以提高神经疾病患者，特别是运动障碍患者的康复训练效率。该技术可以作为脑卒中患者运动康复的一种常见方法，通过使用 MI-BCI 系统，训练脑卒中患者在 VR 场景中想象左手和右手的运动[11]。此外，其他研究人员提供了更多证据，表明神经疾病患者可以使用基于运动想象的 BCI 系统，在 VR 场景中想象并操作虚拟或实际设备，以执行和重复不同的运动作为康复训练课程，从而进行旨在增强神经可塑性的训练，帮助受损运动神经通路的恢复[113-117]。或者结合其他刺激疗法进行康复训练，例如 Miao 等人使用 EEG 采集和反馈系统收集、分析和分类脑卒中患者的 EEG 信号。他们利用虚拟肢体和功能性电刺激（Functional Electrical Stimulation，FES）作为反馈机制，以改善或恢复脑卒中患者的上肢活动能力[110]。

（4）心理状态评估

基于脑电图的心理状态评估是一种通过监测和分析大脑电活动来评估个体情绪、压力和其他心理状态的方法。心理状态评估主要包括情绪评估、压力评估、认知负荷和注意力评估、心理健康评估。

情绪评估是基于 EEG 最常见的应用之一，不同的情绪状态，如快乐、愤怒、悲伤和焦虑，会在 EEG 信号中表现出不同的特征[118-121]。欢快音乐与前额叶皮层中线附近的 theta 波段 (4 ～ 8Hz) 的能量正相关[122]。

当为受试者播放欢快音乐时，大脑左前区域的 EEG 活动比右前区域更活跃。然而，播放悲伤音乐时则出现相反的结果。也有一些研究在 Beta-2 波段 (18 ～ 22Hz) 发现了关联[123]。高频 EEG 的影响，包括 Beta-2 波段 (18 ～ 22Hz)、Beta-3 波段 (22 ～ 30Hz) 和 Gamma 波段 (30 ～ 40Hz)，在情绪中的作用也得到了验证。快乐体验会导致前中区域的 Beta-2 波段功率下降，以及整个皮层的 Beta-3 波段和 gamma 波段功率下降。而在感到愤怒时，前额两侧的 Beta-2、Beta-3 和 Gamma 波段的功率会增加[124]。

　　对于压力评估，一些研究表明，高压力通常与高频 Beta 波的增加和低频 Alpha 波的减少有关[125-127]，并且压力较大的人群，在左前额叶皮层的频谱容量较高[128]。因此，可以通过 EEG 来评估个体的压力水平，并在需要时提供适当的干预。EEG 还可以用于评估认知负荷和注意力状态。在进行需要高度集中注意力的任务时，EEG 信号中的 Alpha 波降低，并伴随着高频波段增加是众所周知的现象[129]，对于认知负荷增加时，低频 Alpha 波段 (8 ～ 11Hz) 会增加[130]，也有研究表明 Theta 波段在额中线的频谱功率增加，并且整体上 Alpha 波段在 EEG 信号中减弱[131,132]。通过长期监测 EEG 信号，可以检测到与心理健康问题相关的模式。例如，抑郁症患者可能表现出特定的频段活动模式。研究表明，抑郁症患者在大脑左侧的 Alpha 波活动较情绪稳定的受试者更高，同时还有报告称抑郁症患者在大脑中左侧的 Beta 波减少[133,134]。而且还有研究表明，与低自杀意念的抑郁症患者相比，具有自杀意念的抑郁症患者在整个夜间睡眠期间的 Alpha 波活动增加[135]。通过这些模式可以早期识别和干预心理健康问题。

　　基于 EEG 的心理状态评估在多个领域具有广泛应用，例如教育领域，评估学生在学习过程中的情绪和认知负荷，以优化教学方法；工作场所，监测员工的压力和注意力水平，改善工作环境和提高生产力；医疗领域，辅助诊断和治疗心理健康问题，如抑郁症和焦虑症；娱乐方面，开发个性化的娱乐内容，如根据实时情绪调整游戏难度。

（5）娱乐领域

BCI 系统也可以用于娱乐领域。为了帮助身体残疾人士，成立了 Cybathlon 锦标赛。该比赛通过先进的辅助设备和机器人技术相互竞争。首次锦标赛于 2016 年在瑞士举行。Cybathlon 旨在鼓励创造有用的技术以帮助残疾人[136]。除此之外，也可以用来创建游戏[137-141]，例如，免手版的俄罗斯方块[142]、EyeLines 拼图[54]、在线四旋翼飞行器控制[143]、绘画[144]、网页控制[145]、体育[146]、音乐[147]、虚拟直升机控制[148] 或虚拟宇宙飞船控制[149]。虚拟现实、游戏和绘画可以用于训练，以提高动机、注意力和幸福感[54]。

（6）神经反馈

脑电信号的记录和使用是现代人类大脑研究的核心组成部分，已有超过 90 年的历史。EEG 首次由德国精神病学家 Hans Berger 于 1929 年进行，并且有着悠久的发展和使用历史[150]。Edgar Adrian 在 20 世纪 30 年代重复并普及了 Berger 的观察，推动了 EEG 作为神经学和精神病学研究方法的应用[151]。关于智力、个性、精神病等方面 EEG 文献开始在 20 世纪 30 年代后期出现。神经科学关注的是神经可塑性的原理及其与学习的关系。通过神经可塑性，基于某些学习经验，脑细胞在发育和生长方面表现出永久性的转变[152]。神经反馈的过程是一种脑波训练过程，包括对神经活动的实时监测和自我调节，如图 1.2 所示。通过接收有关神经活动的实时信息，参与者可以有意识地调整他们的大脑功能以达到期望的状态。可通过提取脑特征并将这些特征转化为反馈，诱导神经调节，促进神经连接的加强和认知过程的潜在增强。

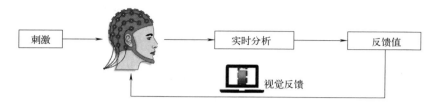

图 1.2　神经反馈过程

神经反馈训练通常应用三种不同的方式。首先是神经康复，以正常化患者活动，如焦虑症、注意缺陷多动障碍（Attention Deficit Hyperactivity Disorder，ADHD）、癫痫；其次是健康参与者的认知表现，如冥想、反应时间、学习过程、持续注意力；最后是将潜在的认知结构与神经事件相关联，如运动想象、工作记忆[153,154]。

传统的神经反馈侧重于从先前知识中得出的神经标记，如特定频段功率的变化或感兴趣区域（Region of Interest，ROI）平均幅度的变化，作为反馈值[155,156]。Alpha（α）波、Beta（β）波、Delta（δ）波、Gamma（γ）波、Theta（θ）波及其之间的比率通常用于各种疾病和注意力改善的研究[157]。更先进的神经反馈技术则是，用特定脑区的连接性和 ROI 内的区别神经模式，作为期望状态值开展神经反馈。在神经反馈训练中，计算当前状态与期望状态之间的相似性，然后将分数反馈给参与者。通常传统的神经调节过程中，参与者需要通过获得其脑活动的视觉反馈来上调或下调某个脑特征[158-160]。例如，最基本的协议是指示参与者增加一个柱状图的高度，或者提高背景音量。对于更复杂的反馈，则如存在于虚拟现实场景中[161,162]。通过神经反馈训练诱导神经调节，研究人员调查调节特定脑区是否会改变参与者的表现。这些类型的神经反馈已在临床试验中应用并取得预期结果。

除传统神经反馈，基于深度学习的解码神经反馈仍然是一种相对较新的方法。深度学习是一种强大的方法，可以挖掘全局和局部信息，它是一种解码的神经反馈[163]。深度学习算法与其他方法相比具有内在优势。深度学习是一个大概念，卷积神经网络（Convolution Neural Network，CNN）是其主要子集。CNN 代表一种神经网络，可以自动检测输入数据的特征。通过设计不同数量的层和核大小，模型从不同尺度（如局部信息和全局信息）和域（如时域和空间域）中提取特征。通过核的形状，可以解释提取的神经模式的含义。此外，CNN 还可以发现手动无法提取的深层、隐藏和详细的信息。通过反向传播训练具有最佳参数和结构的解码器是可行的，并且透明地显示解码器能多准确地预测目标参与者的数据。基于深度学习的解码神经反馈是较新的研究方向，尚未形成统一和有影响力的模型和实验过程。

1.3.2　脑机接口的发展趋势

BCI 应用的发展趋势或者说面临的挑战可以主要分为技术相关和用户相关两类。技术相关的挑战包括硬件方面、系统的可用性以及应用性，而用户相关的挑战则包括学习使用 BCI 应用的能力以及个体对产生或改变获得的 EEG 信号的线索的主观解释能力[164, 165]。

BCI 所使用的硬件和软件系统，如何将实验室内研究的 BCI 应用转移到现实环境中或者应用到日常生活中是一个非常大的挑战，研发出适合每个人的脑机接口产品是以后发展的大趋势。

硬件技术方面，传感头戴设备的电极用于采集 EEG 信号，常用的非侵入性电极类型可以分为基于凝胶的（湿电极）和干电极。然而，在实际应用中，这些电极往往受到信噪比（Signal Noise Ratio，SNR）、信号分辨率、灵敏度等多种因素的限制。因此，急需具有高 SNR、高分辨率和用户友好材料的高性能电极，并且兼具方便性和能够长时间佩戴的舒适性，以便于开发先进且易于使用的 BCI 应用。

除此之外的一个挑战是如何构建一个安全有效的无线 BCI，并且能够扩展电极数量。BCI 需要将电极记录的小神经活动（微伏）转换为实时神经信号。因此，需要高性能的信号放大器来产生可记录的高质量 EEG 信号。通过增加的电极阵列数量，例如 1024 个电极，以记录更多有用的信号。这些信息的实时传输需要先进的芯片，它需要具备小尺寸和低功耗。然而，当通道数量增加时，计算吞吐性能通常会下降，因此在这种情况下需要高性能计算设备，例如可以嵌入 BCI 系统的迷你图形处理单元。

算法系统方面，大脑信号的特性和幅度因人而异，这使得开发适合所有患者的 BCI 应用更加困难，尤其是在特定 EEG 信号与其他信号分离的跨个体分类以及命令解释准确性等方面面临挑战[166-169]，因此适用于每个个体差异的算法也是需要解决的问题。在非医学领域，人类意图的实时神经解码是将 EEG 信号准确转换为机器人控制命令的瓶颈，尤其在人机交互过程中，这对解码性能、准确性、计算效率以及跨个体场景的泛化能力提出了高要求。考虑到具有更多自由度冗余的机器人，通过实时解码器感知用于控制机器人的人类状态和意图（如外骨骼）也将变得复杂[170-172]。因此，开发用于信号解码的先进神经解码器，以实现高精度、低延迟和高计算效率，是一个重要的研究方向。在医学领域，有如心理命令的识别率低[173]、信号采集设备的可靠性问题和训练过程的问题[151]。在情感响应监测相关研究领域，也存在系统低准确度的挑战[174]。在康复领域，存在系统设置的复杂性和设备的高成本问题[175,176]。在神经康复中，治疗方法的成功难以测量，治疗过程中需要患者的重复性操作可能会降低其动力。需要进一步研究以克服 BCI 用户在使用过程中所需的重复操作，并探索克服耗时校准的方法[177]。

在未来应用层面，尽管少数研究表明 BCI 与物联网接口的可行性，但在网络上连接大脑和物联网仍然是一个开放性挑战，值得研究人员关注[178-180]。此外，BCI- 物联网与其他通信方式的整合，如大脑 - 大脑接口

和大脑 - 机器接口，需要进一步研究，以探索在人 - 机 - 人通信中的附加功能和能力。少数研究展示了脑机接口与计算机脑接口结合[181,182]，可能允许个体在无需物理互动或感官渠道的情况下进行交流[183]，这一过程称为心灵感应通信。脑机接口和计算机脑接口的结合形成了脑 - 脑接口，这一技术仍处于研究和开发的非常早期阶段。未来期望在这一方向上开展更多工作，以拓展心灵（脑 - 脑）感应通信在科学和工程领域的应用。

除此之外，可以将脑机接口和智能化场景相结合。脑机接口的发展前景表明，该技术在自动化和控制行业中可能具有重要应用[184-186]。目前，BCI 在家庭自动化和控制方面受到了极大的关注[187,188]，随着技术的进步，可以期望 BCI 在工业制造过程中的积极影响。例如，BCI 应用可以通过安全的无线网络连接，实现制造业中的自动化过程。考虑到传感器技术的复杂性和快速发展，BCI 也可能应用于非接触式控制和自动化工业系统。这个研究方向需要深入调查，以克服 BCI 技术固有的局限性，并确保与智能传感器的无缝互动。

除此之外，人类记忆是否可以扩展，也是一个值得思考的问题。斯蒂芬·霍金曾提出将人类思维上传到计算机中的可能性。尽管这侧重于人类意识，却引发了一个关键问题，即 BCI 是否有望成为实现这一概念的未来技术。如果成功实施，人类将能够将记忆上传到计算机中，以便更快速地处理、检索和传输信息，或用于控制外部设备。如果能够准确地收集来自大脑的敏感信息，这些信息将被存储在外部物理存储器中并进行检索。展望 BCI 的未来，设想科学家和从业者可能会开发出可携带的闪存驱动器（或其他形式的物理存储器），可以插入 BCI 设备以从大脑中提取信息或向大脑引入信息。设想一位辅导心理学家通过 BCI 设备，掌握了获得的关于某人行为和特征的准确信息。显然，这位专家有望提供经深思熟虑的建议和结论，但实现这一科学目标需要进行深入的跨学科研究和合作。

1.4 本书各章节内容安排

　　本书共分为五章。第 1 章概述了脑机接口的研究意义、系统构成、现状与发展趋势，并对全书内容进行概述；第 2 章探讨了脑电信号的神经科学基础和采集方法，包括信号的产生机理、分类及采集设备与技术；第 3 章讲解了脑电信号的预处理与伪迹去除方法，如滤波、重参考和基于 ICA 的伪迹去除等；第 4 章专注于脑电信号的特征分析和降维技术，包括时域、频域及非线性动力学特征提取方法；第 5 章介绍了脑电信号的特征分类方法，涵盖传统机器学习算法和深度学习技术。

参考文献

[1]　Tai PR, Ding P, Wang F, et al. Brain-computer interface paradigms and neural coding [J]. Frontiers in Neuroscience, 2024, 17 : 1345961.

[2]　Liu Y, Liu RB, Ge JN, et al. Advancements in brain-machine interfaces for application in the metaverse [J]. Frontiers in Neuroscience, 2024, 18 : 1383319.

[3]　Zhang MJ, Hua QY, Jia W, et al. Feature Extraction and Classification Algorithm of Brain-computer Interface Based on Human Brain Central Nervous System [J]. Neuroquantology, 2018, 16(5) : 896-900.

[4]　Vidall JJ. Real-time Detection of Brain Events in EEG [J]. Proceedings of the IEEE, 1977, 65(5) : 633-641.

[5]　Vaid S, Singh P, Kaur C. EEG Signal Analysis for BCI interface: A Review[C]. Proceedings of the 5th international Conference on Advanced Computing & Communication Technologies, 2015, 143-147.

[6]　Guger C, Schlögl A, Neuper C, et al. Rapid Prototyping of An EEG-based Brain-computer interface (BCI) [J]. IEEE Transactions on Neural Systems and Rehabilitation Engineering, 2001, 9(1) : 49-58.

[7]　Samal P, Hashmi MF. Role of Machine Learning and Deep Learning Techniques in EEG-based BCI Emotion Recognition System: A Review [J]. Artificial intelligence Review, 2024, 57(3) : 50.

[8]　Pirasteh A, Ghiyasvand MS, Pouladian M. EEG-based Brain-computer interface Methods with the Aim of Rehabilitating Advanced Stage ALS Patients [J]. Disability and Rehabilitation-assistive Technology, 2024, 24 : 1-11.

[9]　Gouret A, Le Bars S, Porssut T, et al. Advancements in Brain-computer Interfaces for the Rehabilitation of Unilateral Spatial Neglect: A Concise Review [J]. Frontiers in Neuroscience, 2024, 18 : 1373377.

[10]　Wang C, Phua KS, Ang KK, et al. A Feasibility Study of Non-invasive Motor-imagery BCI-based Robotic Rehabilitation for Stroke Patients[C]. Proceedings of the 4th International IEEE/EMBS Conference on Neural Engineering, 2009，271-274.

[11]　Zhang R, Wang C, He S, et al. An Adaptive Brain-computer interface to Enhance Motor Recovery After Stroke [J]. IEEE Transactions on Neural Systems and Rehabilitation Engineering, 2023, 31 : 2268-2278.

[12]　Shu X, Chen S, Yao L, et al. Fast Recognition of BCI-inefficient Users Using Physiological Features From EEG Signals: A Screening Study Of Stroke Patients [J]. Frontiers in Neuroscience, 2018, 12 : 93.

[13]　Mayorova L, Kushnir A, Sorokina V, et al. Rapid Effects of BCI-based Attention Training on Functional Brain Connectivity in Poststroke Patients: A Pilot Resting-state Fmri Study [J]. Neurology international, 2023, 15(2) : 549-559.

[14]　Li Q, Liu S, Li J. Neural Mechanism of P300-speller Brain-computer interface Using Familiar Face Paradigm[C]. Proceedings of the International Conference on Network and Information Systems for Computers, 2015, 611-614.

[15]　Halder S, Agorastos D, Veit R, et al. Neural Mechanisms of Brain-computer interface Control [J]. NeuroImage, 2011, 55(4) : 1779-1790.

[16]　Kahya E, Ozkan NF, Ulutas BH. Evaluation of Brain Computer interface USAge In Terms Of Cognitive Load: A Pilot Study [J]. Journal of the Faculty of Engineering and Architecture Of Gazi University, 2019, 34(2) : 648-662.

[17]　Myrden A, Chau T. Effects of User Mental State on EEG-bci Performance [J]. Frontiers in Human Neuroscience, 2015, 9 : 308.

[18]　He G, Dong X, Qi M. From the Perspective of Material Science: A Review Of Flexible Electrodes for Brain-computer interface [J]. Materials Research Express, 2020, 7(10) : 102001.

[19]　Ko L-W, Chang Y, Wu P-L, et al. Development of A Smart Helmet for Strategical BCI Applications [J]. Sensors, 2019, 19(8) : 1867.

[20]　Parashiva PK, Vinod AP. Improving Direction Decoding Accuracy During online Motor Imagery Based Brain-computer interface Using Error-related Potentials [J]. Biomedical Signal Processing and Control, 2022, 74 : 103515.

[21]　Marshall D, Coyle D, Wilson S, et al. Games, Gameplay, and BCI: the State of The Art [J]. IEEE Transactions on Computational intelligence and AI in Games, 2013, 5(2, SI) : 82-99.

[22]　Sanchez-Reolid R, Martinez-Saez MC, Garcia-Martinez B, et al. Emotion Classification From EEG with A Low-cost BCI Versus A High-end Equipment [J]. International Journal of Neural Systems, 2022, 32(10) : 2250041.

[23]　Rakhmatulin I, Parfenov A, Traylor Z, et al. Low-cost brain computer interface for everyday use[J]. Experimental Brain Research, 2021, 239:3573-3583.

[24]　Benda M, Stawicki P, Gembler F, et al. Ssvep-based BCI Performance and Objective Fatigue Under Different Background Conditions [C]. Proceedings of the IEEE International Conference on Systems, Man, and Cybernetics, 2018, 1116-1121.

[25]　Papanastasiou G, Drigas A, Skianis C, et al. Brain Computer interface Based Applications for Training and Rehabilitation of Students with Neurodevelopmental Disorders. A Literature Review [J]. Heliyon, 2020, 6(9) : e04250.

[26]　Khan ZH, Hussain N, Tiwana MI. Classification of EEG Signals for Wrist and Grip Movements Using Echo State Network [J]. Biomedical Research-india, 2017, 28(3) : 1095-1102.

[27]　Wolpaw JR, Acm. Brain-computer interfaces (BCIs) for Communication and Control[J]. Clinical Neurophysiology, 2002, 113(6) : 767-791.

[28]　Qin Y, Zhang Y, Zhang Y, et al. Application and Development of EEG Acquisition And Feedback Technology: A Review [J]. Biosensors-basel, 2023, 13(10) : 930.

[29]　He Q, Hao S, Si J, et al. Research Development of Electroencephalogram Acquisition Devices for Brain Computer interface [J]. Chinese Journal of Biomedical Engineering, 2020, 39(6) : 747-758.

[30]　Zhang L, Guo X-J, Wu X-P, et al. Low-cost Circuit Design of EEG Signal Acquisition for the Brain-computer interface System[C]. Proceedings of the International Congress on Image and Signal Processing, 2013, 245-250.

[31]　Kalevo L, Miettinen T, Leino A, et al. Effect of Sweating on Electrode-skin Contact Impedances and Artifacts in EEG Recordings with Various Screen-printed Ag/agcl Electrodes [J]. IEEE Access, 2020, 8 : 50934-50943.

[32]　De Aguiar Neto FS, Garcia Rosa JL. Depression Biomarkers Using Non-invasive EEG: A Review [J]. Neuroscience and Biobehavioral Reviews, 2019, 105: 83-93.

[33]　Zumsteg D, Wieser HG. Presurgical Evaluation: Current Role of invasive EEG [J]. Epilepsia, 2000, 41 : S55-S60.

[34]　Salvo P, Raedt R, Carrette E, et al. A 3d Printed Dry Electrode for Ecg/eeg Recording [J]. Sensors and Actuators A-physical, 2012, 174 : 96-102.

[35] Xing X, Wang Y, Pei W, et al. A High-speed Ssvep-based BCI Using Dry EEG Electrodes [J]. Scientific Reports, 2018, 8 : 14708.

[36] Uktveris T, Jusas V. Development of A Modular Board for EEG Signal Acquisition[C]. Proceedings of the 2018 5th International Conference on Mathematics and Computers in Sciences and Industry, 2018, 95-101.

[37] Tohidi M, Madsen JK, Moradi F. Low-power High-input-impedance EEG Signal Acquisition Soc with Fully integrated Ia and Signal-specific Adc for Wearable Applications [J]. IEEE Transactions on Biomedical Circuits and Systems, 2019, 13(6) : 1437-1450.

[38] Chen Z-C, Zhong J. the Design of EEG Signal Acquisition Pre-processing Circuit [J]. Chinese Journal of Medical Physics, 2009, 26(4) : 1299-1301,1305.

[39] Al-Saegh A, Dawwd SA, Abdul-Jabbar JM. Deep Learning for Motor Imagery EEG-based Classification: A Review [J]. Biomedical Signal Processing and Control, 2021, 63 : 102172.

[40] Murtazina MS, Avdeenko TV. Classification of Brain Activity Patterns Using Machine Learning Based on EEG Data[C]. Proceedings of the 2020 1st international Conference Problems of Informatics, Electronics, and Radio Engineering, 2020, 219-224.

[41] Aggarwal S, Chugh N. Review of Machine Learning Techniques for EEG Based Brain Computer interface [J]. Archives of Computational Methods in Engineering, 2022, 29(5) : 3001-3020.

[42] Hosseini M-P, Hosseini A, Ahi K. A Review on Machine Learning for EEG Signal Processing in Bioengineering [J]. IEEE Reviews in Biomedical Engineering, 2021, 14 : 204-218.

[43] Devi AN, Rathna R. EEG Data Based Human Attention Recognition Using Various Machine Learning Techniques: A Review [J]. Computer Methods in Biomechanics and Biomedical Engineering-imaging and Visualization, 2024, 11(7) : 2299096.

[44] Quitadamo LR, Cavrini F, Sbernini L, et al. Support Vector Machines to Detect Physiological Patterns for EEG and Emg-based Human-computer interaction: A Review [J]. Journal of Neural Engineering, 2017, 14(1) : 011001.

[45] Aggarwal S, Chugh N. Signal Processing Techniques for Motor Imagery Brain Computer interface: A Review [J]. Array, 2019, 1 : 100003.

[46] Birbaumer N, Ramos Murguialday A, Weber C, et al. Neurofeedback and Brain-computer interface Clinical Applications [J]. international Review of Neurobiology, 2009, 86 : 107-117.

[47] Gong S, Xing K, Cichocki A, et al. Deep Learning in EEG: Advance of the Last Ten-year Critical Period [J]. IEEE Transactions on Cognitive and Developmental Systems, 2022, 14(2) : 348-365.

[48] Wang X, Ren Y, Luo Z, et al. Deep Learning-based EEG Emotion Recognition: Current Trends and Future Perspectives [J]. Frontiers in Psychology, 2023, 14 : 1126994.

[49] Truong D, Khalid MA, Delorme A. Deep Learning Applied to EEG Data with Different Montages Using Spatial Attention [C]. Proceedings of the 2023 IEEE International Conference on Bioinformatics and Biomedicine, 2023, 2587-2593.

[50] Brocal F. Brain-computer interfaces In Safety and Security Fields: Risks And Applications [J]. Safety Science, 2023, 160 : 106051.

[51] Kim JH, Cho Y, Suh YA, et al. Development of an information Security-enforced EEG-based Nuclear Operators' Fitness for Duty Classification System [J]. IEEE Access, 2021, 9 : 72535-72546.

[52] Huang D, Wang X, Liu J, et al. Virtual Reality Safety Training Using Deep EEG-net and Physiology Data [J]. Visual Computer, 2022, 38(4) : 1195-1207.

[53] Zhou X, Hu Y, Liao P-C, et al. Hazard Differentiation Embedded in the Brain: A Near-infrared Spectroscopy-based Study [J]. Automation in Construction, 2021, 122 : 103473.

[54] Arico P, Borghini G, Di Flumeri G, et al. Passive BCI Beyond the Lab: Current Trends and Future Directions [J]. Physiological Measurement, 2018, 39(8) : 08TR02.

[55] Lazarou I, Nikolopoulos S, Petrantonakis PC, et al. EEG-based Brain-computer interfaces for Communication and Rehabilitation of People with Motor Impairment: A Novel Approach Of the 21st Century [J]. Frontiers in Human Neuroscience, 2018, 12 : 14.

[56] Jin J, Zhang H, Daly I, et al. An Improved P300 Pattern in BCI to Catch User's Attention [J]. Journal of Neural Engineering, 2017, 14(3) : 036001.

[57] Perez MQ, Beltran ETM, Bernal SL, et al. Analyzing the Impact of Driving Tasks When Detecting Emotions Through Brain-computer interfaces [J]. Neural Computing & Applications, 2023, 35(12) : 8883-8901.

[58] Liu Y-T, Lin Y-Y, Wu S-L, et al. Assessment of Mental Fatigue: An EEG-based forecasting System For Driving Safety [C]. Proceedings of the 2015 IEEE International Conference on Systems, Man, and Cybernetics 2015, 3233-3238.

[59] Ming Y, Wu D, Wang Y-K, et al. EEG-based Drowsiness Estimation for Driving Safety Using Deep Q-learning [J]. IEEE Transactions on Emerging topics in Computational intelligence, 2021, 5(4) : 583-594.

[60] Peng Y, Xu Q, Lin S, et al. the Application of Electroencephalogram in Driving Safety: Current Status and Future Prospects [J]. Frontiers in Psychology, 2022, 13 : 919695.

[61] Dunbar J, Gilbert JE, Lewis B. Exploring Differences Between Self-report and Electrophysiological indices of Drowsy Driving: A USAbility Examination of Personal Brain-computer Interface Device [J]. Journal of Safety Research, 2020, 74 : 27-34.

[62]　Zhang X, Li J, Liu Y, et al. Design of A Fatigue Detection System for High-speed Trains Based on Driver Vigilance Using A Wireless Wearable EEG [J]. Sensors, 2017, 17(3) : 486.

[63]　Han S-Y, Kim J-W, Lee S-W, et al. Recognition of Pilot's Cognitive States Based on Combination of Physiological Signals[C]. Proceedings of the 2019 7th International Winter Conference on Brain-computer Interface, 2019, 1-5.

[64]　Wester BA, Para MP, Sivakumar A, et al. Experimental Validation of Imposed Safety Regions for Neural Controlled Human Patient Self-feeding Using the Modular Prosthetic Limb[C]. Proceedings of the 2013 IEEE/RSJ International Conference on Intelligent Robots and Systems, 2013, 877-884.

[65]　Witkowski M, Cortese M, Cempini M, et al. Enhancing Brain-machine interface (bmi) Control of A Hand Exoskeleton Using Electrooculography (EOG) [J]. Journal of NeuroEngineering and Rehabilitation, 2014, 11 : 165.

[66]　Neu C, Kirchner EA, Kim S-K, et al. Cognitive Work Protection-a New Approach for Occupational Safety in Human-machine Interaction[C]. Proceedings of the Information Systems and Neuroscience, 2018, 211-220

[67]　Penaloza CI, Mae Y, Kojima M, et al. Brain Signal-based Safety Measure Activation for Robotic Systems [J]. Advanced Robotics, 2015, 29(19) : 1234-1242.

[68]　Hinss MFF, Jahanpour ESS, Somon B, et al. Open Multi-session and Multi-task EEG Cognitive Dataset for Passive Brain-computer interface Applications [J]. Scientific Data, 2023, 10(1) : 85.

[69]　Dhongade SM, Kolhare NR, Chaudhari RP. Brain Computer interface Based Epilepsy Alert System Using Neural Networks[C]. Proceedings of the Computational Vision and Bio-inspired Computing, 2020, 193-203.

[70]　Tzallas AT, Giannakeas N, Zoulis KN, et al. EEG Classification and Short-term Epilepsy Prognosis Using Brain Computer Interface Software[C]. Proceedings of the 2017 IEEE 30th international Symposium on Computer-based Medical Systems, 2017, 349-353.

[71]　Chen S, Jia J. Application of Brain-computer interface In Rehabilitation Of Hand Function After Stroke [J]. Chinese Journal of Rehabilitation theory and Practice, 2017, 23(1) : 23-26.

[72]　Huang Q, Fan F, Liu X, et al. Ncyborg Project - A New Stroke Rehabilitation Pattern Based on Brain Computer interface [J]. Brain Hemorrhages, 2021, 2(2) : 95-96.

[73]　Wood H. Brain-computer interface Unlocks the Mind of A Patient with ALS [J]. Nature Reviews Neurology, 2017, 13(1) : 6.

[74]　Yang Y, Qiu L. Research Progress on the Pathogenesis, Diagnosis, and Drug Therapy of Alzheimer's Disease [J]. Brain Sciences, 2024, 14(6) : 590.

[75] Ouchani M, Gharibzadeh S, Jamshidi M, et al. A Review of Methods Of Diagnosis and Complexity Analysis Of Alzheimer's Disease Using EEG Signals [J]. Biomed Research international, 2021, 2021 : 5425569.

[76] Mohammadi M, Badv RS, Rezaei Z, et al. the Value of Long-term Video EEG Monitoring to Diagnose and Track Childhood Epilepsy [J]. Iranian Journal of Child Neurology, 2024, 18(1) : 9-16.

[77] Duan L, Wang Z, Qiao Y, et al. An Automatic Method for Epileptic Seizure Detection Based on Deep Metric Learning [J]. IEEE Journal of Biomedical and Health Informatics, 2022, 26(5) : 2147-2157.

[78] Liu J, Du Y, Wang X, et al. Automated Machine Learning for Epileptic Seizure Detection Based on EEG Signals [J]. Computers, Materials \& Continua, 2022, 73(1) : 1995-2011.

[79] Gallotto S, Seeck M. EEG Biomarker Candidates for the Identification of Epilepsy [J]. Clinical Neurophysiology Practice, 2023, 8: 32-41.

[80] Nordli Iii DR, Fives K, Galan F. Portable Headband Electroencephalogram in the Detection of Absence Epilepsy [J]. Clinical EEG and Neuroscience, 2024, 55(5) : 581-585.

[81] Dong M, Telesca D, Guindani M, et al. Modeling intra-individual Inter-trial EEG Response Variability In Autism [J]. Statistics in Medicine, 2024, 43(17) : 3239-3263.

[82] Das S, Zomorrodi R, Enticott PGG, et al. Resting State Electroencephalography Microstates in Autism Spectrum Disorder: A Mini-review [J]. Frontiers in Psychiatry, 2022, 13 : 988939.

[83] Alhassan S, Soudani A, Almusallam M. Energy-efficient EEG-based Scheme for Autism Spectrum Disorder Detection Using Wearable Sensors [J]. Sensors, 2023, 23 (4) :2228.

[84] Wolfson SS, Kirk I, Waldie K, et al. EEG Complexity Analysis of Brain States, Tasks and Asd Risk [J]. Advances in Neurobiology, 2024, 36: 733-759.

[85] Alves C, Paulo A, De Faria D, et al. Analysis of Functional Connectivity Using Machine Learning and Deep Learning in EEG Data From Patients with Focal Dystonia [J]. Movement Disorders, 2023, 38: S373-S374.

[86] Herings R, Rafee S, O'riordan S, et al. EEG Analysis of Social Cognition in Cervical Dystonia [J]. Neurology, 2022, 98(18_supplement) : P17-11.008.

[87] Gu C, Liu Z-X, Woltering S. Electroencephalography Complexity in Resting and Task States In Adults with Attention-deficit/hyperactivity Disorder [J]. Brain Communications, 2022, 4(2) : fcac054.

[88] Nam T, Whelan R, Ward T, et al. Task-related and Resting-state EEG Classification of Adult Patients with Adhd Using Machine Learning[C]. Proceedings of the

2023 IEEE 19th international Conference on Body Sensor Networks, 2023, 1-4.

[89]　Iznak A, Iznak E, Damyanovich E, et al. EEG Features in Adolescent Patients with Borderline and Narcissistic Personality Disorder [J]. European Psychiatry, 2022, 65: S373-S373.

[90]　Zhang Y, Wang K, Wei Y, et al. Minimal EEG Channel Selection for Depression Detection with Connectivity Features During Sleep [J]. Computers in Biology and Medicine, 2022, 147 : 105690.

[91]　Pold T, Paeske L, Hinrikus H, et al. Temporal Stability and Correlation of EEG Markers And Depression Questionnaires Scores in Healthy People [J]. Scientific Reports, 2023, 13(1) : 21996.

[92]　Wang B, Kang Y, Huo D, et al. Depression Signal Correlation Identification From Different EEG Channels Based on CNN Feature Extraction [J]. Psychiatry Research-neuroimaging, 2023, 328 : 111582.

[93]　Miljevic A, Bailey NW, Murphy OW, et al. Alterations in EEG Functional Connectivity In Individuals with Depression: A Systematic Review [J]. Journal of Affective Disorders, 2023, 328: 287-302.

[94]　Allahbakhshi M, Sadri A, Shahdi SO. Diagnosis of Parkinson's Disease Using EEG Signals and Machine Learning Techniques: A Comprehensive Study [J]. Arxiv, 2024 : 2405. 00741.

[95]　Siuly S, Guo Y, Alcin OF, et al. Exploring Deep Residual Network Based Features for Automatic Schizophrenia Detection from EEG [J]. Physical and Engineering Sciences in Medicine, 2023, 46(2) : 561-574.

[96]　Adama S, Chaudhary U, Birbaumer N, et al. Longitudinal Analysis of the Connectivity and Complexity of Complete Locked-in Syndrome Patients Electroencephalographic Signal[C]. Proceedings of the 2020 IEEE International Conference on Bioinformatics and Biomedicine, 2020, 958-962.

[97]　Sato G, Osumi M, Mikami R, et al. Long-term Physical therapy for Neuropathic Pain After Cervical Spinal Cord injury and Resting State Electroencephalography: A Case Report [J]. Spinal Cord Series and Cases, 2022, 8(1) : 41.

[98]　Simis M, Camsari DD, Imamura M, et al. Electroencephalography as A Biomarker for Functional Recovery in Spinal Cord Injury Patients [J]. Frontiers in Human Neuroscience, 2021, 15 : 548558.

[99]　Ianof JN, Anghinah R. Traumatic Brain injury: An EEG Point of View [J]. Dementia & Neuropsychologia, 2017, 11(1) : 3-5.

[100]　Millan JDR, Rupp R, Mueller-Putz GR, et al. Combining Brain-computer interfaces and Assistive Technologies: State-of-the-art and Challenges [J]. Frontiers in

Neuroscience, 2010, 4 : 161.

[101]　Hayashi Y, Nagai K, Ito K, et al. A Feasible Study of EEG-driven Assistive Robotic System for Stroke Rehabilitation[C]. Proceedings of the 2012 4th IEEE Ras & Embs international Conference on Biomedical Robotics and Biomechatronics, 2012, 1733-1739.

[102]　Qin Z, Xu Y, Shu X, et al. Econhand: A Wearable Brain-computer interface System for Stroke Rehabilitation[C]. Proceedings of the 2019 9th international IEEE/embs Conference on Neural Engineering, 2019, 734-737.

[103]　Lin P-J, Jia T, Li C, et al. CNN-based Prognosis of BCI Rehabilitation Using EEG From First Session Bci Training [J]. IEEE Transactions on Neural Systems and Rehabilitation Engineering, 2021, 29: 1936-1943.

[104]　Paul Y, Jaswal RA. Classification of EEG for Upper Limb Motor Imagery: An Approach For Rehabilitation[C]. Proceedings of the 2018 Fifth international Conference on Parallel, Distributed and Grid Computing, 2018, 346-350.

[105]　Zhu M, Jin H, Bai Z, et al. Image-evoked Emotion Recognition for Hearing-impaired Subjects with EEG Signals [J]. Sensors, 2023, 23(12) : 5461.

[106]　Yang L, Song Y, Ma K, et al. A Novel Motor Imagery EEG Decoding Method Based on Feature Separation [J]. Journal of Neural Engineering, 2021, 18(3) : 036022.

[107]　Gannouni S, Belwafi K, Aboalsamh H, et al. EEG-based BCI System to Detect Fingers Movements [J]. Brain Sciences, 2020, 10(12) : 965.

[108]　Xiao R, Ding L. EEG Resolutions in Detecting and Decoding Finger Movements From Spectral Analysis [J]. Frontiers in Neuroscience, 2015, 9 : 308.

[109]　Hernandez-Rojas LG, Montoya OM, Antelis JM. Anticipatory Detection of Self-paced Rehabilitative Movements in the Same Upper Limb From EEG Signals [J]. IEEE Access, 2020, 8: 119728-119743.

[110]　Lorach H, Galvez A, Spagnolo V, et al. Walking Naturally After Spinal Cord injury Using A Brain-spine Interface [J]. Nature, 2023, 618(7963) : 126-133.

[111]　Willett FR, Kunz EM, Fan C, et al. A High-performance Speech Neuroprosthesis [J]. Nature, 2023, 620(7976): 1031-1036.

[112]　Batzianoulis I, Iwane F, Wei S, et al. Customizing Skills for Assistive Robotic Manipulators, An inverse Reinforcement Learning Approach with Error-related Potentials [J]. Communications Biology, 2021, 4(1) : 1406.

[113]　Tan W, Xu Y, Liu P, et al. A Method of VR-EEG Scene Cognitive Rehabilitation Training [J]. Health information Science and Systems, 2021, 9(1) : 4.

[114]　Arcuri F, Porcaro C, Ciancarelli I, et al. Electrophysiological Correlates of Virtual-reality Applications in the Rehabilitation Setting: New Perspectives for Stroke Patients [J]. Electronics, 2021, 10(7) : 836.

[115]　Rogers JM, Jensen J, Valderrama JT, et al. Single-channel EEG Measurement of Engagement in Virtual Rehabilitation: A Validation Study [J]. Virtual Reality, 2021, 25(2) : 357-366.

[116]　Slobounov SM, Ray W, Johnson B, et al. Modulation of Cortical Activity in 2d Versus 3d Virtual Reality Environments: An EEG Study [J]. international Journal of Psychophysiology, 2015, 95(3) : 254-260.

[117]　Orban M, Elsamanty M, Guo K, et al. A Review of Brain Activity and EEG-based Brain-computer interfaces for Rehabilitation Application [J]. Bioengineering-basel, 2022, 9(12) : 768.

[118]　Jafari M, Shoeibi A, Khodatars M, et al. Emotion Recognition in EEG Signals Using Deep Learning Methods: A Review [J]. Computers in Biology and Medicine, 2023, 165 : 107450.

[119]　Zhang Z, Fort JM, Mateu LG. Mini Review: Challenges in EEG Emotion Recognition [J]. Frontiers in Psychology, 2024, 14 : 1289816.

[120]　Li X, Zhang Y, Tiwari P, et al. EEG Based Emotion Recognition: A Tutorial and Review [J]. Acm Computing Surveys, 2023, 55(4) : 79.

[121]　Hamzah HA, Abdalla KK. EEG-based Emotion Recognition Systems; Comprehensive Study [J]. Heliyon, 2024, 10(10) : e31485.

[122]　Sammler D, Grigutsch M, Fritz T, et al. Music and Emotion: Electrophysiological Correlates of the Processing of Pleasant And Unpleasant Music [J]. Psychophysiology, 2007, 44(2) : 293-304.

[123]　Daly I, Malik A, Hwang F, et al. Neural Correlates of Emotional Responses to Music: An EEG Study [J]. Neuroscience Letters, 2014, 573: 52-57.

[124]　Aftanas LI, Reva NV, Savotina LN, et al. Neurophysiological Correlates of induced Discrete Emotions in Humans: An Individually Oriented Analysis [J]. Neuroscience and Behavioral Physiology, 2006, 36(2) : 119-130.

[125]　Katmah R, Al-Shargie F, Tariq U, et al. A Review on Mental Stress Assessment Methods Using EEG Signals [J]. Sensors, 2021, 21(15) : 5043.

[126]　Al-Shargie F, Kiguchi M, Badruddin N, et al. Mental Stress Assessment Using Simultaneous Measurement of EEG and fNIRS [J]. Biomedical Optics Express, 2016, 7(10) : 3882-3898.

[127]　Saeed SMU, Anwar SM, Khalid H, et al. EEG Based Classification of Long-term Stress Using Psychological Labeling [J]. Sensors, 2020, 20(7) : 1886.

[128]　Baumgartl H, Fezer E, Buettner R, et al. Two-level Classification of Chronic Stress Using Machine Learning on Resting-state EEG Recordings[C]. Proceedings of the Americas Conference on Information Systems, 2020, 27.

[129] E Souza RHC, Naves ELM. Attention Detection in Virtual Environments Using EEG Signals: A Scoping Review [J]. Frontiers in Physiology, 2021, 12 : 727840.

[130] Li G, Huang S, Xu W, et al. the Impact of Mental Fatigue on Brain Activity: A Comparative Study Both in Resting State and Task State Using EEG [J]. Bmc Neuroscience, 2020, 21(1) : 20.

[131] Heger D, Putze F, Schultz T. Online Workload Recognition from EEG Data During Cognitive Tests and Human-machine Interaction[C], Proceedings of the Ki 2010: Advances in Artificial Intelligence, 2010, 410-417.

[132] Borghini G, Vecchiato G, Toppi J, et al. Assessment of Mental Fatigue During Car Driving By Using High Resolution EEG Activity and Neurophysiologic indices[C]. Proceedings of the 2012 Annual international Conference of the IEEE Engineering In Medicine and Biology Society, 2012, 6442-6445.

[133] Lee PF, Kan DPX, Croarkin P, et al. Neurophysiological Correlates of Depressive Symptoms in Young Adults: A Quantitative EEG Study [J]. Journal of clinical neuroscience : official journal of the Neurosurgical Society of Australasia, 2018, 47: 315-322.

[134] Hosseinifard B, Moradi MH, Rostami R. Classifying Depression Patients and Normal Subjects Using Machine Learning Techniques and Nonlinear Features from EEG Signal [J]. Computer Methods and Programs in Biomedicine, 2013, 109(3) : 339-345.

[135] Dolsen EA, Cheng P, Arnedt JT, et al. Neurophysiological Correlates of Suicidal Ideation in Major Depressive Disorder: Hyperarousal During Sleep [J]. Journal of Affective Disorders, 2017, 212 : 160-166.

[136] Riener R. The Cybathlon Promotes the Development of Assistive Technology for People with Physical Disabilities [J]. Journal of NeuroEngineering and Rehabilitation, 2016, 13(1) : 49.

[137] De Queiroz Cavalcanti D, Melo F, Silva T, et al. Research on Brain-computer interfaces In the Entertainment Field[C]. Human-Computer Interaction, 2023, 404-415.

[138] Stein A, Yotam Y, Puzis R, et al. EEG-triggered Dynamic Difficulty Adjustment for Multiplayer Games [J]. Entertainment Computing, 2018, 25 : 14-25.

[139] Folgieri R, Lucchiari C, Granato M, et al. Brain, Technology and Creativity. Brainart: A BCI-based Entertainment Tool to Enact Creativity and Create Drawing From Cerebral Rhythms [M]. Lee N. New York, NY; Springer New York. 2014 : 65-97.

[140] Pradhapan P, Großekathöfer U, Schiavone G, et al. toward Practical BCI Solutions for Entertainment and Art Performance [M]. CRC Press. 2018 : 165-192.

[141] Van Vliet M, Robben A, Chumerin N, et al. Designing A Brain-computer interface Controlled Video-game Using Consumer Grade EEG Hardware[C], 2012 ISSNIP Biosignals and Biorobotics Conference: Biosignals and Robotics for Better and Safer Living,

2012, 1-6.

[142]　Pires G, Torres M, Casaleiro N, et al. Playing Tetris with Non-invasive BCI[C]. 2011 IEEE 1st International Conference on Serious Games and Applications for Health, 2011, 1-6.

[143]　Khan MJ, Hong K-S. Hybrid EEG-fNIRS-based Eight-command Decoding for BCI: Application to Quadcopter Control [J]. Frontiers in Neurorobotics, 2017, 11 : 6.

[144]　Chen Z, Liao J, Chen J, et al. Paint with Your Mind: Designing EEG-based interactive Installation for Traditional Chinese Artworks[C]. Proceedings of the Fifteenth International Conference on Tangible, Embedded, and Embodied Interaction, 2021, 49:1-6.

[145]　Janapati R, Dalal V, Kumar GM, et al. Web interface Applications Controllers Used By Autonomous EEG-BCI Technologies [J]. AIP Conference Proceedings, 2022, 2418(1) : 030038.

[146]　Cheron G, Petit G, Cheron J, et al. Brain Oscillations in Sport: toward EEG Biomarkers of Performance [J]. Frontiers in Psychology, 2016, 7 : 246.

[147]　Folgieri R, Bergomi MG, Castellani S. EEG-based Brain-computer interface for Emotional Involvement In Games Through Music [M]. Lee N. New York, NY; Springer New York. 2014 : 205-236.

[148]　Royer AS, Doud AJ, Rose ML, et al. EEG Control of a Virtual Helicopter in 3-dimensional Space Using Intelligent Control Strategies [J]. IEEE Transactions on Neural Systems and Rehabilitation Engineering, 2010, 18(6) : 581-589.

[149]　Martišius I, Damaševičius R. A Prototype Ssvep Based Real Time BCI Gaming System [J]. Computational intelligence and Neuroscience, 2016, 2016(1) : 3861425.

[150]　Vaque TJL. the History of EEG Hans Berger [J]. Journal of Neurotherapy, 1999, 3(2) : 1-9.

[151]　Värbu K, Muhammad N, Muhammad Y. Past, Present, and Future of EEG-based BCI Applications [J]. Sensors, 2022, 22(9) : 3331.

[152]　Schirmann F. "the Wondrous Eyes of A New Technology"-a History of the Early Electroencephalography (EEG) Of Psychopathy, Delinquency, and Immorality [J]. Frontiers in Human Neuroscience, 2014, 8 : 232-232.

[153]　Hammond DC. What Is Neurofeedback: An Update [J]. Journal of Neurotherapy, 2011, 15(4) : 305-336.

[154]　Rydzik L, Wasacz W, Ambrozy T, et al. the Use of Neurofeedback in Sports Training: Systematic Review [J]. Brain Sciences, 2023, 13(4) : 660.

[155]　Tuckute G, Hansen ST, Kjaer TW, et al. Real-time Decoding of Attentional States Using Closed-loop EEG Neurofeedback [J]. Neural Computation, 2021, 33(4) : 967-1004.

[156]　Enriquez-Geppert S, Huster RJ, Herrmann CS. EEG-neurofeedback as a Tool to Modulate Cognition and Behavior: A Review Tutorial [J]. Frontiers in Human Neuroscience, 2017, 11 : 51.

[157]　Gruzelier JH. EEG-neurofeedback for Optimising Performance. I: A Review of Cognitive and Affective Outcome in Healthy Participants [J]. Neuroscience and Biobehavioral Reviews, 2014, 44 : 124-141.

[158]　Sitaram R, Ros T, Stoeckel L, et al. Closed-loop Brain Training: the Science of Neurofeedback [J]. Nature Reviews Neuroscience, 2019, 18(5) : 314-314.

[159]　Loriette C, Ziane C, Ben Hamed S. Neurofeedback for Cognitive Enhancement and intervention And Brain Plasticity [J]. Revue Neurologique, 2021, 177(9) : 1133-1144.

[160]　Watanabe T, Sasaki Y, Shibata K, et al. Advances in fMRI Real-time Neurofeedback [J]. Trends in Cognitive Sciences, 2018, 22(8) : 738-738.

[161]　Mahrooz MH, Fattahzadeh F, Gharibzadeh S. Decoding the Debate: A Comparative Study of Brain-computer interface and Neurofeedback [J]. Applied Psychophysiology and Biofeedback, 2024, 49(1) : 47-53.

[162]　Alkoby O, Abu-Rmileh A, Shriki O, et al. Can We Predict Who Will Respond to Neurofeedback? A Review of the inefficacy Problem and Existing Predictors for Successful EEG Neurofeedback Learning [J]. Neuroscience, 2018, 378 : 155-164.

[163]　Özdenizci O, Wang Y, Koike-Akino T, et al. Adversarial Deep Learning in EEG Biometrics [J]. IEEE Signal Processing Letters, 2019, 26(5) : 710-714.

[164]　Aloise F, Schettini F, Aricó P, et al. P300-based brain-computer interface for environmental control: an asynchronous approach [J]. Journal of Neural Engineering, 2011, 8: 025025.

[165]　An Y, Wong J, Ling S. Development of real-time brain-computer interface control system for robot [J]. Applied Soft Computing, 2024, 159 : 111648.

[166]　Zhou Y, Yu T, Gao W, et al. Shared Three-Dimensional Robotic Arm Control Based on Asynchronous BCI and Computer Vision [J]. IEEE Transactions on Neural Systems and Rehabilitation Engineering, 2023, 31 : 3163-3175.

[167]　Ban N, Qu C, Feng D, et al. A Hybrid Brain-Computer Interface for Smart Car Control[C]. Human Brain and Artificial Intelligence, 2022, 135-147.

[168]　Srijony TH, Rashid MKHU, Chakraborty U, et al. A Proposed Home Automation System for Disable People Using BCI System[C]. Proceedings of International Joint Conference on Advances in Computational Intelligence, 2021, 257-270.

[169]　Velasco-Álvarez F, Fernández-Rodríguez Á, Ron-Angevin R. Home Automation System Controlled Through Brain Activity[C]. Computers Helping People with Special Need, 2022, 105-112.

[170]　Rao RPN, Stocco A, Bryan M, et al. A Direct Brain-to-Brain Interface in Humans [J]. PLOS ONE, 2014, 9(11) : e111332.

[171]　Hongladarom S. Brain-brain integration in 2035: Metaphysical and ethical implications [J]. Journal of Information, 2015, 13(3/4) : 205-217.

[172]　Jiang L, Stocco A, Losey DM, et al. BrainNet: A Multi-Person Brain-to-Brain Interface for Direct Collaboration Between Brains [J]. Scientific Reports, 2019, 9(1) : 6115.

[173]　Penaloza C, Hernandez-Carmona D, Nishio S. Towards Intelligent Brain-Controlled Body Augmentation Robotic Limbs[C]. Proceedings of the 2018 IEEE International Conference on Systems, Man, and Cybernetics, 2018, 1011-1015.

[174]　Torres E, Torres E, Alvarez M, et al. EEG-based BCI emotion recognition: A survey [J]. Sensors (Basel, Switzerland), 2020, 20(18) : 5083.

[175]　Craik A, González-España JJ, Alamir A, et al. Design and Validation of a Low-Cost Mobile EEG-Based Brain-Computer Interface [J]. Sensors, 2023, 23(13) : 5930.

[176]　Peterson V, Galván C, Hernández H, et al. A feasibility study of a complete low-cost consumer-grade brain-computer interface system [J]. Heliyon, 2020, 6(3) : e03425.

[177]　Fatemeh K. Development of Robust Real-time EEG Processing Algorithms for the Detection of Gait Initiation Intention for Neuro-rehabilitation BCI Applications [J]. 2018.

[178]　Zhang X, Yao L, Zhang S, et al. internet of Things Meets Brain-computer Interface: A Unified Deep Learning Framework for Enabling Human-thing Cognitive Interactivity [J]. IEEE internet of Things Journal, 2019, 6(2) : 2084-2092.

[179]　Teles A, Cagy M, Silva F, et al. Using Brain-computer interface and Internet of Things to Improve Healthcare for Wheelchair Users [J]. the Eleventh international Conference on Mobile Ubiquitous Computing, Systems, Services and Technologies, 2017, 1 : 92-94.

[180]　Laport F, Vazquez-Araujo FJ, Castro PM, et al. Brain-computer interfaces for Internet of Things [J]. Proceedings, 2018, 2(18) : 1179.

[181]　Jiang J, Wang A, Ge Y, et al. Brain-actuated Humanoid Robot Control Using one Class Motor Imagery Task[C]. Proceedings of the 2013 Chinese Automation Congress, 2013, 587-590.

[182]　Zhang W, Sun F, Wu H, et al. Asynchronous Brain-computer interface Shared Control of Robotic Grasping [J]. Tsinghua Science and Technology, 2019, 24(3) : 360-370.

[183]　Chae Y, Jeong J, Jo S. toward Brain-actuated Humanoid Robots: Asynchronous Direct Control Using An EEG-based BCI [J]. IEEE Transactions on Robotics, 2012, 28(5) : 1131-1144.

[184]　Yadav H, Maini S. Electroencephalogram Based Brain-computer interface: Applications, Challenges, and Opportunities [J]. Multimedia tools and Applications, 2023,

82(30) : 47003-47047.

[185] Zhong Y, Yao L, Pan G, et al. Cross-subject Motor Imagery Decoding By Transfer Learning of Tactile Erd [J]. IEEE Transactions on Neural Systems and Rehabilitation Engineering, 2024, 32 : 662-671.

[186] Li H, Xu G, Du C, et al. Facilitating Applications of SSVEP-BCI By Effective Cross-subject Knowledge Transfer [J]. Expert Systems with Applications, 2024, 249 : 123492.

[187] Lee D-H, Han D-K, Kim S-J, et al. Subject-independent Brain-computer interface for Decoding High-level Visual Imagery Tasks[C]. Proceedings of the 2021 IEEE International Conference on Systems, Man, and Cybernetics, 2021, 3396-3401.

[188] Wei M, Yang R, Huang M, et al. Subband Cascaded CSP-based Deep Transfer Learning for Cross-subject Lower Limb Motor Imagery Classification [J]. IEEE Transactions on Cognitive and Developmental Systems, 2024, 16(3) : 1172-1185.

2

脑电信号的
神经科学基础和采集

2.1　概述

　　人脑重量约 1.5kg，却有高达 150 亿个细胞，过百亿的神经元在工作，这些神经元通过突触彼此连接，形成复杂的神经网络，负责处理和传递信息。每个神经元可以与数千个其他神经元形成突触连接，从而在大脑中建立起一个庞大而复杂的信息处理系统。这些连接使得大脑能够执行各种高级功能，包括感觉处理、运动控制、情感调节、记忆存储以及认知任务等。大脑的这种复杂性和高效性使得我们能够感知、理解和回应周围的环境，进行复杂的思维和决策活动。

2.2　脑电信号的神经科学基础

2.2.1　脑电信号的产生机理

　　作为大脑神经系统的中心，大脑皮层主要由覆盖大脑半球表面的神经细胞组成的灰质结构组成[1]。它与皮层下区域形成广泛的连接，参与众多大脑功能。人脑是一个复杂的神经系统，由约 140 亿个神经元组成。神经元是一个细胞，也是神经系统的基本单元。神经元通过突触相互连接，发送和接收信息。神经元解剖结构一般由三个部分组成：树突、细胞体（或称胞体）和轴突。树突是从胞体发出的多个突起，呈放射状，而每个神经元只有一个轴突，轴突的胞质部位多呈圆锥形。树突、细胞体和轴突分别接收、计算和发送信号。因此，神经元可以通过电信号传递我们看到的、感觉到的、触摸到的或思考的所有信息 [2]。神经元和神经元之间的交流则是通过突触，突触本质上是一个突触前和突触后的间隙。突触前是前一个神经元的轴突末端，而突触后是下一个神经元的胞体或树突，如图 2.1 所示。

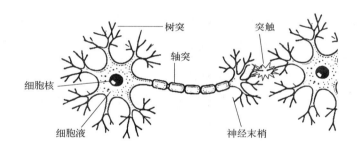

图 2.1　神经元的结构及信号传递

神经活动可以通过电信号来测量，主要通过动作电位来表示，动作电位会导致突触释放神经递质。这些小分子与树突上的受体结合，打开通道，使电流流过神经元膜。当神经元接收到"正确的"空间 - 时间突触输入组合时，它会触发动作电位。最终，这些电信号可以通过放置在神经元附近的电极记录下来，形成用于解码神经活动的 EEG 信号。

从另一个层面解释这个现象，神经元存放在水介质中，细胞内阴离子和钾离子浓度大于细胞外，而细胞外则是钠离子、氯离子以及钙离子的浓度大于细胞内。由于细胞内离子浓度不平衡，使得内外有大约 -70mV 的跨膜静息电位差，这些电位差则是由神经元的能量消耗来维持的。当神经元从另一个神经元接收到足够大的电位差后，钠离子内流，造成细胞内电位升高，直到钾离子通道打开，造成钾离子外流，细胞内电位降低，即钾外钠进。这整个过程，即细胞膜电位迅速上升和下降称为动作电位。在大脑的神经活动中，从一个神经元到另一个神经元的电信号太弱，无法记录。当数百万个神经元同步发放时，产生的电动作电位场可以从头皮上测量到，如图 2.2 所示。EEG 信号是多种基础频率的混合体，被认为反映了随时间变化的认知活动和功能性脑状态。

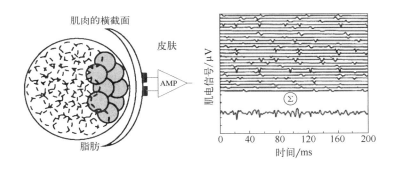

图 2.2　电极记录脑电

2.2.2　脑电采集的位置及信号特点

大脑神经元可以发送和接收不同过程控制而激发的电信号。从大脑科学的高层次角度来看，人脑解剖学上可以分为大脑、脑干和小脑。脑干通过脊髓与身体连接，由中脑、脑桥和延髓组成。中脑结构非常复杂，包含不同的神经元群、神经通路和其他结构。这些特征定义了从听觉和运动到计算反应时间，以及环境变化的各种功能。脑桥是中脑和延髓之间的连接桥梁[3]。小脑是大脑后部、颞叶和枕叶下方、脑干上方的拳头大小的部分。小脑的外部包含神经元，其内部区域与大脑皮层通信。小脑主要与协调和调节大脑和身体的广泛功能和过程有关，其与运动和协调相关的功能包括维持平衡、协调运动、视觉、运动学习以及小脑在思维、情绪和社会行为中的其他角色[4]。

　　最后是大脑，位于人脑的前部，由白质（在中心区域）和灰质组成。大脑是人脑的最大部分，由覆盖在外部灰质上的大脑皮层覆盖。大脑皮层分为两半，称为半球，通常被描述为由三种区域组成：感觉区、运动区和联络区。每个大脑半球分为四个部分，称为叶，它们分别是额叶、顶叶、枕叶和颞叶，如图2.3所示。每个叶有各自的功能。额叶主要负责思维，包括认知决策、人格特征、运动、说话、情绪和自我意识；顶叶负责体感知觉、视觉和体空间信息的整合，主要包括物体识别、理解空间关系、语言解读、触觉、疼痛、温度感知；枕叶负责视觉处理，主要包括颜色、光线、运动；颞叶则负责语言功能和听觉感知，参与长短期记忆和情感，

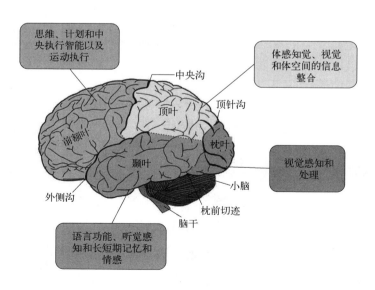

图2.3　大脑分区及功能

主要包括短期记忆、语言、音乐节奏和一定程度的嗅觉识别、语言理解、排序和组织。

复杂的大脑只被这四个区域划分有些太过于简化，对于更加精细的皮层区域划分，可以参照布罗德曼分区（Brodmann area），这最早由德国神经科医生科比尼安·布罗德曼（Korbinian Brodmann）提出，他的分区系统包括每个半球的 52 个区域，其中一些区域已经被细分[5]。

本书侧重在头皮脑电信号的测量，即无创方式，直接在头皮放置电极。对于电极的位置，全部的科学研究则是参照国际联合会规定的 10-20标准系统。规定额极中点至鼻根的距离和枕点至枕外隆凸的距离各占此连线全长的 10%，其余各点均以此连线全长的 20% 相隔，因此命名为 10-20系统[6]，如图 2.4 所示。

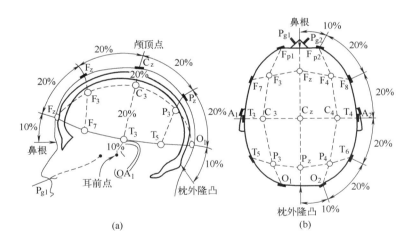

图 2.4　10-20 系统

系统规定，颅骨为参照，并不因个人头围或头型的差异而有所不同。电极的具体位置字母和数字表示不同的位置，F 为额叶、Fp 为前额叶、T为颞叶、O 为枕叶、P 为顶叶、C 则为中心部、Z 表示零点即左右脑中心。左脑为单数，右脑为双数。10-20 系统的具体描述如下：

（1）前后矢状线

从鼻根至枕外隆凸取一连线，在此线上，由前至后标出 5 个点，依次命名为：额极中点（Fpz）、额中点（Fz）、中央点（Cz）、顶点（Pz）、枕点（Oz）。

（2）横位线

从左耳前点（耳屏前颧弓根凹陷处）通过中央点至右耳前点取一连线，在此连线的左右两侧对称标出左颞中（T3）、右颞中（T4）、左中央（C3）、右中央（C4）。T3、T4 点与耳前点的距离各占此线全长的 10%，其余各点（包括 Cz 点）均以此连线全长的 20% 相隔。

（3）侧位线

从 Fpz 点向后通过 T3、T4 点至枕点分别取左右侧连线，在左右侧连线上由前至后对称地标出左额极（Fp1）、右额极（Fp2）、左前颞（F7）、右前颞（F8）、左后颞（T5）、右后颞（T6）、左枕（O1）、右枕（O2）各点。Fp1、Fp2 点至额极中点（Fpz）的距离与 O1、O2 点至 Oz 点的距离各占此连线全长的 10%，其余各点（包括 T3、T4）均以此连线全长的 20% 相隔。

其余的左额（F3）、右额（F4）点分别位于 Fp1、Fp2 与 C3、C4 点的中间；左顶（P3）、右顶（P4）点分别位于 C3、C4 与 O1、O2 点的中间。此外，10-10 系统和 10-5 系统被提出作为原始 10-20 国际系统的扩展 [26]。前者是基于矢状和冠状中央参考曲线的 10% 和 10% 距离分布，使用 81 个电极；而后者的分辨率为 5% 距离，配备 320 个电极。

2.2.3   脑电信号的分类

对于健康的人，不同的频段对应着不同的生理意义，脑电信号的主要幅度值集中在 10 ～ 100μV 之间，主要频率集中在 0.1 ～ 100Hz。根据不同的频率段，主要分成 Delta（0.5 ～ 4Hz）、Theta（4 ～ 8Hz）、Alpha（8 ～ 12Hz）、Beta（12 ～ 30Hz）、Gamma（30 ～ 40Hz）波，如图 2.5所示。它们在大脑内协调工作，与思考、行为、感知等活动密切相关。不同频段的脑电波负责不同的任务，与神经活动的特定功能相关。

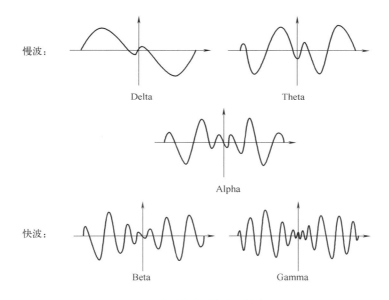

慢波：　Delta　Theta

Alpha

快波：　Beta　Gamma

图 2.5　各种节律脑电波及其波形

Delta 波与深度睡眠阶段相关，其特征是低频率和高振幅波。Delta 节律可以在清醒时出现，并且在有失神性癫痫的患者中记录到了 Delta 波，这种癫痫的特征是短暂而突然的注意力丧失。主要发生在前额，在成年人熟睡的时候出现，幅度大致在 20 ～ 200μV。

Theta 波通常与警觉、注意、定向和工作记忆等行为状态相关，包括认知和感知表现的增强。在 EEG 测量中检测到的 Theta 波通常出现在年轻成人中，在冥想、昏昏欲睡、睡眠状态（不是出现在睡眠最深的阶段）或者出现情绪的状态，常出现在前额，幅度大致在 100 ～ 150μV。

Alpha 波通常与放松、平静和清晰的精神状态相关。Alpha 波可以在大脑的枕部和后部区域找到。闭上眼睛和处于放松状态时可以诱发 Alpha 波，幅度大约在 50 ～ 100μV，而在进行思考、心算和解决问题等强烈认知过程时很少出现 Alpha 波。

Beta 波与清醒或处于注意、警觉状态最为密切相关。低振幅的 Beta 波与积极的集中注意力或忙碌或焦虑的精神状态相关。Beta 波还与运动决策（运动的抑制和运动的感觉反馈）有关，常出现在颞叶及前额，幅度大致在小于 20μV。

Gamma 波广泛分布在大脑结构中，参与各种大脑功能，如感知、注意、记忆、意识、突触可塑性和运动控制，常出现在感觉皮层，幅值较小。

2.3　脑电信号的采集

2.3.1　脑电信号采集设备和技术

脑电信号的获取主要有两种方法：无线和有线。尽管有线系统已经很成熟，但它存在一些显著的限制。由于电缆限制的束缚性质，用户的活动受到限制。因此，无线 BCI 系统受到了应有的关注。无线 EEG 头戴设备的一个吸引人的特点是它是非侵入性的，且它不会妨碍用户的运动。脑电信号测量使用的电极数量从 1 个到大约 256 个不等。这些电极通常通过一个弹性帽子固定在头皮上。电极与皮肤之间的接触通常通过使用导电凝胶来增强。然而，这使得实验之前的电极准备工作通常变得烦琐且耗时，因此也有公司研制出干电极，以节省时间。结合各个文献报道的 EEG 设备 [7-11]，本节对常用的公司及设备进行了汇总，主要使用的公司及设备如下。

（1）Compumedics Neuroscan

本书简称为 Neuroscan，该公司成立于 1985 年，是全球最大的神经影像设备研发与生产厂商之一，主要产品包括高密度 EEG 系统、脑电帽、脑电放大器以及功能强大的数据分析软件，属于高端设备公司。其标志性的产品包括 SynAmps RT 放大器和 Curry 系列数据分析软件，能够提供高分辨率的脑电信号采集和精确的脑电数据分析，支持复杂的脑功能研究和临床应用。Curry 系列软件以其在源定位和高级信号处理方面的强大功能而受到研究人员的青睐。其中采集脑电信号的主流产品主要包括 SynAmps、Grael、NuAmps、Siesta 四款[12-14]，如图 2.6 和表 2.1 所示，下面是几款产品的主要参数。

表 2.1　Neuroscan 公司产品参数介绍

产品名字	最大通道数	最高采集频率	连接方式
SynAmps	64	20kHz	有线
Grael	45	4096Hz	有线
NuAmps	36	1000Hz	有线
Siesta	32	1024Hz	有线

除了以上几个重要参数，SynAmps 系列是 Neuroscan 的高端 EEG 放大器，设计用于高密度脑电图和事件相关电位（Event-related Potential，ERP）研究。SynAmps 设备以其高信噪比和低漂移特性，确保了极高的信号质量，非常适合用于复杂的神经科学研究。

Grael 系列是 Neuroscan 公司的 EEG 和多模态生理信号记录系统，结合了先进的硬件和软件技术。Grael 设备不仅能够采集高密度 EEG 数据，还支持多种生理参数的同步记录，如心电图和肌电图，为多学科研究提供了强大的支持。

NuAmps 是一款便携式 EEG 放大器，专为移动和远程研究设计。NuAmps 设备轻便且易于使用，能够提供高质量的 EEG 数据，非常适合现场实验和临床环境下的脑电研究。Siesta 系列是 Neuroscan 的便携式睡眠监测设备，专注于多导睡眠图的记录和分析。Siesta 设备集成了先进的 EEG 技术和舒适的佩戴设计，能够在自然睡眠环境中采集详细的睡眠数据，为睡眠研究和临床诊断提供了可靠的工具。

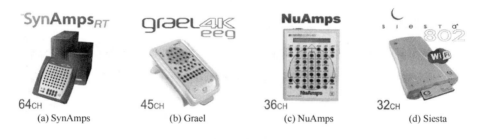

(a) SynAmps   (b) Grael   (c) NuAmps   (d) Siesta

图 2.6　Neuroscan 公司产品

（2）Emotiv

Emotiv 成立于 2011 年，已迅速成为最大的脑电图硬件公司之一。该公司目前提供两种脑电设备，可检测不同的情绪状态、脑机接口等。产品系列包括便携式无线脑电图头戴设备和相关软件，这些设备能够捕捉和分析大脑的电活动，提供实时的脑电波数据，价格相对较低，属于低端设备，主要用于教学和科研。其中采集脑电信号的主流产品是 Insight，Epoc+，以及 Epoc Flex[3,4,15]，主要参数如表 2.2 所示。

表 2.2　Emotiv 公司产品参数介绍

产品名字	最大通道数	最高采集频率	连接方式
Insight	5	128Hz	无线

续表

产品名字	最大通道数	最高采集频率	连接方式
Epoc+	14	128Hz	无线
Epoc Flex	32	128Hz	无线

可以看出其通道数较少，且采集频率较低，产品如图 2.7 所示。其中 Insight 其设计注重舒适性和易用性，使用户可以在家中、办公室或任何环境中进行脑电波测量。Insight 的主要应用包括提高专注力、放松训练、认知研究和情绪监测等。Epoc+ 的无线设计和内置电池使其非常适合移动实验和远程数据采集。Epoc Flex 是 Emotiv 提供的一款高度可定制的 EEG 系统，设计用于需要更多灵活性和精度的研究项目。Epoc Flex 支持最多 32 个传感器，用户可以根据研究需求自由配置传感器位置和数量，以捕捉更精细的脑电信号数据。其模块化设计和高分辨率数据采集能力，使其非常适合于复杂的神经科学研究和高级脑机接口应用。

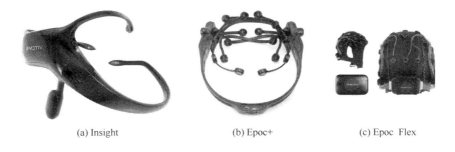

(a) Insight　　　　　　　(b) Epoc+　　　　　　　(c) Epoc Flex

图 2.7　Emotiv 公司的脑电产品

（3）Brain Products

Brain Products 公司成立于 1997 年，提供多种脑电图分析的软件和硬件。作为脑电图设备生产的顶尖公司，他们提供的脑电帽可以有多达 160 个频道。其中主流产品是 LiveAmp 和 actiCHamp（图 2.8）。其中

LiveAmp 是一款先进的无线脑电图和多模态生理信号记录系统，支持 32 通道，采集频率最高可达 1000Hz，属于中端产品，可支持无线移动方式采集高质量数据。actiCHamp 则支持从 32 通道到 160 通道的 EEG 采集，采集频率最高可达 1000Hz，适用于需要高密度电极分布的研究，是一款创新、用户友好且价格低廉的产品。高空间分辨率使得研究人员能够捕捉到更加精细和广泛的脑电活动，属于高端产品。除了 EEG，actiCHamp 还支持多种生理信号的同步记录，如心电图、肌电图、眼电图和皮肤电反应等。这为综合研究提供了丰富的数据来源，有助于全面理解生理和心理过程 [1,2,16]。

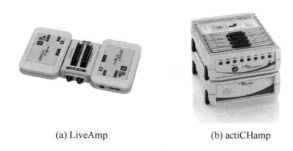

(a) LiveAmp   (b) actiCHamp

图 2.8　Brain Products 公司的脑电产品

（4）BioSemi

BioSemi 成立于 1998 年，源于阿姆斯特丹大学，该公司提供研究所需的脑电图设备和软件。其主流产品为 ActiveTwo 脑电系统，该系统可提供最多 256 个电极，具备多种配置方案，可扩展性强，采集频率为 2048Hz，如图 2.9 所示。ActiveTwo 使用主动电极，内置放大器和信号调节器，能够减少环境噪声和电极 - 皮肤界面的阻抗变化，提高信号质量。主动电极技术简化了电极准备过程，不需要使用导电胶或膏状物，大大提高了实验的便捷性和舒适度 [17]。

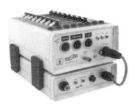

图 2.9　ActiveTwo

（5）g.tec

　　g.tec 公司成立于 1999 年，目前在全球多个国家开展业务，提供无线脑电图帽以及其他医疗工程设备，该公司每年会举行为期一周的线上讲座，邀请全球各大高校和实验室分享采用 g.tec 的科研成果。其主流产品是 g.USBamp、g.Nautilus[18-20]，如图 2.10 所示。

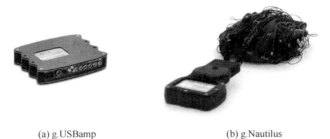

(a) g.USBamp　　　　　　　　　　　　(b) g.Nautilus

图 2.10　g.tec 公司产品

　　g.USBamp 是高性能多通道生理信号放大器，g.USBamp 可用于 64 通道 EEG 信号采集，并通过 USB 接口将数据传输到微型计算机，广泛应用于脑机接口、神经科学研究和临床诊断。g.USBamp 具有高采样率，高达 38.4kHz 和 24 位分辨率，确保了卓越的信号质量。其模块化设计允许用户根据需要扩展通道数，并提供各种滤波和数据处理功能。g.Nautilus 是无线采集设备，它支持 32 ～ 64 个通道的 EEG 信号采集，确保了实时和准确的脑电信号记录。其数据采样率最高为 500 Hz，满足大多数研究和应用的需求。外观的设计轻便，佩戴舒适，非常适合长时间使用，两款产品均属于中端产品。

软件方面，g.NEEDaccess 是一款功能强大的神经反馈和脑机接口软件，支持实时数据处理和反馈控制。它集成了多种信号处理算法和反馈模式，允许用户在实验过程中实时监测和调整脑电活动。g.NEEDaccess 广泛应用于神经反馈训练、脑机接口控制和认知研究。

（6）NeuroSky

该公司成立于 2004 年，其总部位于美国硅谷，其主流产品是 Mind Wave，是一款入门级脑电图头戴设备，如图 2.11 所示，旨在将脑电波测量和应用带入日常生活和教育娱乐之中。该设备共有 1 通道，电极放置在前额 Fp1 的位置，采集频率 512Hz，属于无线连接。这种单通道设计虽然简单，但可以有效地测量用户的专注度和冥想状态，适用于许多教育、娱乐和基本的研究应用。由于其简便性和易用性，MindWave 特别适合入门级用户和希望快速了解脑电波活动的人群[21]。

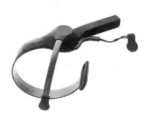

图 2.11 MindWave

（7）Electrical Geodesics

Electrical Geodesics，Inc. (EGI) 是一家专注于高密度脑电图系统的

公司，成立于 1992 年，总部位于美国俄勒冈州尤金市。EGI 以其高密度 EEG 技术和创新的 Geodesic Sensor Net (GSN) 而闻名，广泛应用于神经科学研究、临床诊断和脑机接口等领域。GSN 是一种独特的电极帽，见图 2.12（a），使用柔软的传感器，以及网状结构固定电极，使所有电极可以同时应用，涵盖了从常规检查的 32 通道到用于源估计的 256 通道。GSN 可以在几分钟内佩戴好，并在几秒内取下，无需进行多次耗时的头部测量、不会导致头皮擦伤且不使用粘胶。放大器中使用较为广泛的是 Geodesic EEG System (GES) 400 系列，见图 2.12（b），GES 400 系列支持 128 或 256 通道的 EEG 信号采集，能够捕捉大脑的高分辨率电活动，采集频率最高为 1000Hz，适用于复杂的神经科学研究 [22]。

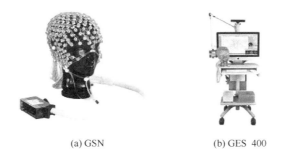

(a) GSN   (b) GES 400

图 2.12　EGI 公司的脑电产品

（8）OpenBCI

OpenBCI 成立于 2013 年，总部位于布鲁克林。是一家致力于提供开放源代码和易于访问的脑机接口和生物传感技术的公司，旨在为"半机械人爱好者和创新者"提供脑机接口，该公司提供一些较为便宜的脑电图设备。OpenBCI 的目标是推动 EEG 和其他生物信号的研究与应用，通过开放硬件和软件平台，使研究人员、开发者和爱好者能够轻松获取和使用脑电数据。常用的是 Cyton Board（图 2.13），采集通道最多为 16 通道，采集频率最高为 250Hz，属于低端产品 [23]。

（9）ANT Neuro

ANT Neuro 是一家荷兰公司，该公司在脑电信号研究领域拥有 20 年的经验，主要提供专门用于诊所、研究和运动科学的设备和软件。其主流产品是 eego 系列（图 2.13）。eego 系列支持 32 ～ 256 通道的 EEG 信号采集，能够捕捉高分辨率的脑电活动，提供高达 2048kHz 的采样率，支持无线采集，确保捕捉到最细微的脑电信号变化。eego 系列同样具有高度的模块化设计，可以根据研究需求灵活配置和扩展。其中 eegomylab 是 eego 系列中专门为实验室和临床环境设计的产品，提供从 32 ～ 256 通道的高密度 EEG 采集 [24]。

（10）Neuroelectrics

Neuroelectrics 公司于 2011 年在西班牙巴塞罗那成立，目前已经扩展为美国波士顿的一个大公司，提供一系列脑电图研究设备。其主流产品是 Enobio 系列（图 2.13）。Enobio 设计轻便，适合在实验室和现场环境中使用，提供最多 32 通道，采集频率为 500Hz。可通过蓝牙实现数据的无线传输，方便实时监测和分析。并且易于佩戴和操作，电极帽设计舒适，确保良好的信号质量 [25]。

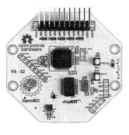
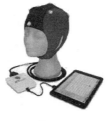
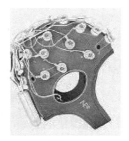

(a) Cyton Board   (b) eego   (c) Enobio

图 2.13 不同公司的脑电产品

（11）Advanced Brain Monitoring

这是一家专注于开发创新的神经技术和生理监测设备的公司，成立于 1997 年，总部位于美国加利福尼亚州。其中用于 EEG 的主流产品为 B-Alert X24，支持最多 24 个通道，采用无线传输技术，采集频率为 256Hz。其系统的简单性、易用性、舒适性和可穿戴性使得只受过有限技术培训的人员便可以在真实或虚拟环境中获得高质量的数据 [26]。

（12）Interaxon

Muse 是多伦多 Interaxon 公司的第一款产品，发布于 2014 年。作为一种"大脑健康工具"，Muse 被用来帮助提高注意力和减少压力，以促进压力调节。Muse 设备以其易用性和便携性，在个人健康和冥想市场中享有很高的知名度。作为单一可携带的设备，该设备至今仍被用于各种研究中。Muse 2 集成了 EEG、心率、呼吸和身体运动传感器，可提供全面的生理数据。通过蓝牙与智能手机应用程序连接，可提供实时的冥想反馈，帮助用户调整和改善冥想状态。Muse 设备通过实时监测用户的脑电波活动，提供即时的音频反馈，帮助用户更好地进入冥想状态。应用程序中包含各种引导冥想练习，适合不同层次的用户 [27]。

（13）Cognionics

Cognionics 公司成立于 2010 年，总部位于圣地亚哥，专注于提供高质量的无线 EEG 和生理监测设备。Quick-20 Dry EEG Headset（图 2.14）是一种使用干电极技术的无线 EEG 头戴设备，无需使用导电胶或膏状物，电极可直接接触头皮，简化了准备过程，提升了用户体验。支持 20 通道 EEG 信号采集。另一款 HD-72 High-Density EEG System 是一款高密度 EEG 设备，适用于需要高分辨率脑电数据的复杂研究，支持 72 通道 EEG

信号采集，提供更高的空间分辨率，适合源定位和复杂脑电活动研究，采集频率最高为 1000Hz[28]。

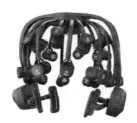

Quick-20 Dry EEG Headset

图 2.14 Cognionics 公司的脑电产品

2.3.2 脑电信号的影响因素

脑电信号（EEG）受多种因素的影响，这些因素可以分为生理因素、技术因素和环境因素。

（1）生理因素

首先是个体差异，包括年龄、性别、健康状况等因素。不同年龄段的人的脑电信号表现不同，儿童的脑电活动与成人和老年人有显著差异。例如，儿童的脑电图中慢波成分更多，而老年人可能会出现更多的 Alpha 波衰减。性别也可能影响脑电信号的特征，一些研究表明男性和女性在某些频段的脑电活动上存在差异。健康状况（如疾病、药物使用、疲劳程度）显著影响脑电信号。例如，癫痫患者在发作期间的脑电图显示出特征性的癫痫放电。

其次是心理状态，包括情绪和认知负荷。不同的情绪状态（如焦虑、抑郁、兴奋）会影响脑电活动。焦虑时，Beta 波可能增强；放松时，

Alpha 波可能增多。不同的认知任务（如记忆、注意、思考）会导致不同的脑电波模式。认知负荷增加时，Theta 波和 Alpha 波可能会发生变化。

最后是生理状态，例如睡眠状态，睡眠不同阶段（如 REM 睡眠、深睡眠、浅睡眠）有不同的脑电特征。REM 睡眠期的脑电活动与清醒状态相似，而深睡眠期主要是 Delta 波。再如运动状态，身体活动和眼动会产生肌电和眼电伪迹，影响 EEG 信号的准确性。

（2）技术因素

首先是电极质量和放置，干电极和湿电极的使用对信号质量有影响。湿电极通常提供更好的接触和信号质量，但使用更复杂；干电极则更方便，但信号可能受皮肤电阻影响。电极位置，即不同的电极位置影响记录的脑电活动特征，将捕捉到不同的大脑区域活动。

其次是设备和参数，采样率决定了捕捉信号的频率范围。较高的采样率可以捕捉更高频率的脑电活动，但也需要更多的数据存储空间。放大器的质量和设置影响信号的清晰度和准确性。好的放大器能减少噪声和伪迹，提高信噪比。数据处理过程也会影响数据质量，可通过滤波器去除不需要的频率成分，如工频噪声（50Hz 或者 60Hz）和肌电伪迹。滤波器的选择和设置对信号质量有重要影响。伪迹去除常用的方法包括独立成分分析（Independent Component Analysis，ICA）和主成分分析（Principal Components Analysis，PCA）。

（3）环境因素

最重要的就是电磁干扰，实验室环境中的电器设备（如电脑、手机、电灯），以及环境噪声，包括外部环境的电磁噪声（如电力线、无线电波），可能产生电磁干扰，会对 EEG 信号产生干扰。不同的温度和湿度也会影响电极的接触阻抗和导电胶的性能，从而影响 EEG 信号的质量。最后是背景噪声，实验环境中的背景噪声会影响受试者的心理状态和注意力，从而间接影响 EEG 信号。

一般脑电实验要求在一个密闭的空间内进行。为了确保实验效果，通常会要求被试者在实验前一天尽可能的休息好，并且清洗头皮，避免面部化妆。实验前还需要用磨砂膏清洁被试者的前额。

2.3.3　常用的脑电信号分析工具箱

常用的脑电信号分析工具箱包括 EEGLAB、FieldTrip、MNE-Python。它们分别基于 MATLAB 或 Python 开发，提供丰富的 EEG 数据处理和分析功能，如数据预处理、时间 - 频率分析、源定位、功能连接性分析和实时处理等。这些工具是开源的且有强大的技术团队支持，使其在神经科学研究、临床应用和脑机接口开发中得到广泛使用 [29-33]。

（1）EEGLAB

EEGLAB 是一个基于 MATLAB 的开源工具箱，广泛用于 EEG 数据的处理和分析。由加州大学圣地亚哥分校开发，EEGLAB 提供丰富的功能和灵活的扩展性。主要支持的功能包括数据导入和预处理，能支持多种设备采集到的 EEG 数据格式，提供数据滤波、伪迹去除、重参考等预处理功能；事件相关电位（Event-related Potential，ERP）分析，通过自动和手动标记事件，计算和绘制 ERP；频域分析，主要包括快速傅里叶变换（Fast Fourier Transformation，FFT）、功率谱密度（Power Spectral Density，PSD）计算；独立成分分析 ICA，以实现分离和去除伪迹，识别脑源信号；具备可视化界面，提供多种数据可视化工具，包括波形图、频谱图、拓扑图等。下面分别通过工具包安装、数据导入、预处理指令、剔除坏数据、提取分段、可视化数据几个方面做简单讲解 [34-36]。

首先工具包安装。在官网下载 EEGLAB。解压 EEGLAB 后，会得到一个名为"eeglabxxxx"的文件夹（"xxxx"表示版本号，会有所不同）。在 Windows 下，建议将工具箱放在 Application/MATLABRxxxx/toolbox/ 文件夹中（"xxxx"表示 MATLAB 版本号）。在 Linux 系统中，MATLAB 工具箱文件夹通常位于 /usr/local/pkgs/MATLABRxxxx/toolbox/。在 MacOS 中，通常位于"/Application/MATLAB_Rxxxx"。也可以将文件夹放在路径中的任何其他位置，通过 addpath(genpath('EEGLAB path')) 加入到 MATLAB 的设置路径中。在 MATLAB 命令行中输入 eeglab 并按回车键，以打开 EEGLAB，如图 2.15（a）所示的 EEGLAB 主窗口应该会弹出，窗口上有七个菜单标题：File（文件）、Edit（编辑）、Tools（工具）、Plot（绘图）、Study（研究）、Datasets（数据集）和 Help（帮助），这些菜单按典型的（从左到右）的使用顺序排列。

第二步是导入数据，通常是进行 EEG 分析的第一步，也是关键的一步。由于数据格式多样，含通道位置文件以及需要与 EEG 数据同步的事件数据文件，这个过程可能会有所差异。可用的菜单项在 File → import data → Using EEGLAB functions and plugins 中。如果有，选择该菜单并导入文件。如果使用 BIOSIG 工具箱，则选择菜单项 File → Using the BIOSIG interface。该工具箱包含在 MATLAB 中，是读取其他 EEG 数据格式的函数链接。如果未安装 BIOSIG 插件，EEGLAB 可能会自动安装它。如果以上方法都无法找到所需的插件，则使用菜单项 Manage EEGLAB extensions 并搜索插件，一旦插件安装完成，在 File → Using EEGLAB functions and plugins 中调用新创建的子菜单项。本书所提供的参考例子已经安装了若干插件，如图 2.15（b）所示。经过上面的操作，90% 情况下的数据都可以被导入进来。EEGLAB 官网列出来了一个包括所有可以导入格式的清单。另外，通过在命令行窗口打入 EEG.history，可以看到相应的指令代码。

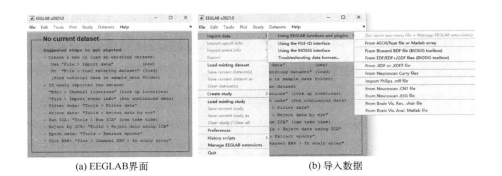

(a) EEGLAB界面　　　　　　　　　　　　(b) 导入数据

图 2.15　EEGLAB 介绍

第三步是预处理指令，主要包括滤波、重参考和重采样。为了去除线性趋势和 50Hz/60Hz 工频的影响，通常需要对数据进行高通滤波和陷波处理。高通滤波到 1Hz 有助于获得高质量的 ICA 分解，同时需要对高频噪声进行低通滤波。一般是在进行分段或伪迹去除之前，对连续 EEG 数据进行滤波，可以最大限度地减少在分段边界处引入的滤波伪迹。选择 Tools → Filter the data → Basic FIR filter (new，default)，输入 1Hz 作为最低的滤波边界进行，如图 2.16（a）所示。当然也可以根据研究需要，选择其他种类的滤波器。为确保数据质量，一般应用低通滤波器，然后在第二次调用时应用高通滤波器（或反之亦然）。滤波数据之后，通过选择 Plot → Channel spectra and maps 菜单项来绘制数据谱图，检查滤波器是否已应用。滤波指令的代码则是使用 pop_eegfiltnew.m。重参考可以根据数据处理要求选择全局重参考还是特定通道重参考，具体介绍详见 3.3 节，选择 Tools → Rereference the data，如图 2.15（b）所示，代码则是调用 pop_reref.m。最后是重采样，选择 Tools → Change sampling rate，最常见用途是降低采样率以节省内存和加速计算，调用 pop_resample.m 函数，窗口弹出后，填入新的采样率即可。

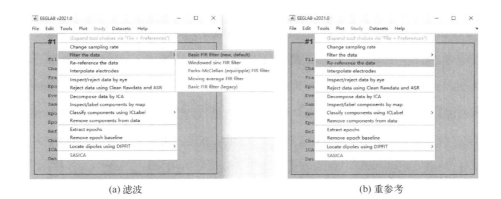

(a) 滤波　　　　　　　　　　　　　　(b) 重参考

图 2.16　EEGLAB 预处理步骤介绍

　　第四步是剔除坏段，主要包括剔除坏的通道、坏的分段以及各种伪迹，前两种，通常通过观察数据进行手动选择，通过选择 Plot → Channel data (scroll)，会弹出显示窗口。窗口已垂直放大，因此可能会看到全部或者部分的通道索引。通过设定一个通用的 scale 以观测数据质量。一旦确定了坏通道的索引或标签，通过选择 Edit → Select data 菜单项，通过调用 pop_select.m 函数来拒绝这些通道，或者通过选择 Tools → interpolate channel 进行插值。如果想要去除坏段，则通过在 Plot → Channel data (scroll) 中直接选择要删除的分段，然后点击 reject 即可，如图 2.17（a）所示。对于各种伪迹，最常用的方法是通过 ICA 进行删除，要计算 EEG 数据段（或连续 EEGLAB 数据集）的 ICA 成分，具体介绍详见 3.3 节。操作部分即选择 Tools → Decompose data by ICA，这将调用函数 pop_runica.m。要使用默认选项运行 ICA，只需按下"OK"按钮即可。通常这个步骤会花费较多时间。运行完之后，通过选择 Tools → Inspect/label components by maps，对每个成分进行研究并标记要拒绝的成分，具体成分如何划分，详见 3.3 节。

　　最后就是提取分段和可视化。比如提取与感兴趣事件时间锁定的数据段。例如，与某类实验刺激的开始时间锁定的数据段。可以通过在 EEGLAB 主用户界面中选择 Tools → Extract Epochs 来实现。通过定义事件的类别，起止时间等参数定义分段。基线矫正则通过选择 Tools → Remove baseline menu item。可视化方面，则可以选择 ERP、频谱、时频分析或者 ICA 成分的可视化。这些功能主要都集中在了 Plot 下面，绘制所有分段的平均 ERP 及其地形图，则可以通过 Plot → Channel ERPs → With scalp maps，并且可以点击任意一个时间点进行绘制，如图 2.17（b）所示；展现 ERP 在地形图上的分布，则选择 Plot → Channel ERPs → In scalp array/rect. Array，如图 2.17（c）所示；除了二维分布，也可以绘制三维分布，通过 Plot → ERP map series → In 3-D，如图 2.17（d）所示。以上是常用的数据处理步骤，除此之外还有很多功能，可以通过对 Plot 下面的工具进行探索。

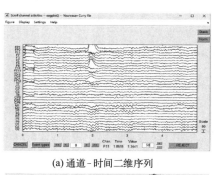

(a) 通道–时间二维序列

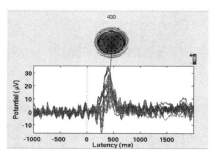

(b) ERP 图

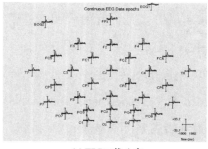

(c) ERP 二维分布

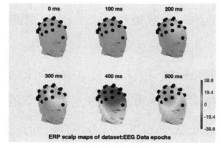

(d) ERP 三维分布

图 2.17 EEGLAB 预处理步骤介绍

（2）FieldTrip

FieldTrip 是一个基于 MATLAB 的开源工具箱，专门用于处理和分析脑电图 EEG、脑磁图（Magnetoencephalography，MEG）以及其他生物信号数据。该工具箱由荷兰奈梅亨大学开发，并得到了全球神经科学研究社区的广泛使用和支持。FieldTrip 提供了一整套强大的数据处理和分析工具，适用于神经科学研究从数据预处理到高级分析的各个阶段。FieldTrip 支持导入多种 EEG 和 MEG 数据格式，包括但不限于 BrainVision、Neuroscan、EEGLAB、BESA。提供滤波、重参考、伪迹去除、重采样等预处理功能以及时频分析等，以提高数据质量和可靠性。该工具箱能供支持较为可靠的源分析，支持基于多种算法（如 LORETA、sLORETA、beamforming）进行脑源定位，帮助确定脑电活动的来源，以及解剖学图谱整合，包括与 MRI 和 CT 数据整合，实现高精度的源定位和解剖学对照[37-39]。

除此之外，该工具箱也包括统计分析，提供丰富的统计检验方法，如 t 检验、ANOVA、非参数检验等，以及多重比较校正，包括 FDR、Bonferroni 等方法进行多重比较校正，以减少假阳性率。下面对该工具箱的预处理使用的代码进行简单的介绍。它不是一个带有用户界面的程序，而是一个函数集合。这些功能可分为几大类：预处理、读取和转换数据的函数 (e.g.，ft_preprocessing)；分析事件相关场或电位 ERF/ERP 的函数 (e.g.，ft_timelockanalysis)；频率和时间 - 频率分析的函数 (e.g.，ft_freqanalysis)；源分析的函数 (e.g.，ft_sourceanalysis)；统计分析的函数 (e.g.，ft_timelockstatistics)；绘制和显示数据的函数 (e.g.，ft_multiplotER)。下面对如何使用这些函数进行简单介绍。

每个 FieldTrip 函数实现一个特定的算法，可以为其指定特定参数。这些参数以配置结构的形式传递给函数，决定函数的行为。在适用的情况下，配置参数将有合理的默认值。指定配置参数最方便的方法是在 MATLAB 编辑器中将其输入脚本中，并将其复制粘贴到 MATLAB 命令行窗口。例如 ft_preprocessing.m 这个代码包括了对数据的所有预处理的步骤，如滤波、重参考、去伪迹、数据分段、重采样等。只需要对 cfg 参数进行设置即可。

① 数据读取，通过以下代码：

```
cfg = [];

cfg.dataset ='subj2.vhdr'

data_eeg = ft_preprocessing(cfg)
```

对数据进行滤波，则通过：

```
cfg = [];

cfg.dataset = 'subj2.vhdr';

cfg.reref = 'yes';

cfg.channel = 'all';

cfg.refchannel = 'all'

data_eeg = ft_preprocessing(cfg);
```

② 对数据进行分段，则是：

```
cfg = [];

cfg.dataset = 'subj2.vhdr';

cfg.trialdef.eventtype = 'Stimulus';
```

```
cfg.trialdef.eventvalue = % 根据数据定义这里的分段信息

epoched = ft_definetrial(cfg);
```

③ 进行 ICA 分析

```
cfg = [];

cfg.channel = 'all';

cfg.method = 'runica';

cfg.numcomponent = 50;% 指定跑 ica 的成分数

components = ft_componentanalysis(cfg, data_cleaned_all{i});%
```

之后对数据进行每个成分查看，得到要剔除的成分，通过以下代码：

```
cfg = [];

cfg.channel = 1:50;

cfg.viewmode = 'component';

cfg.layout = 'EEG1020.lay';

ft_databrowser(cfg, components);
```

对坏的成分进行剔除：

```
cfg = [];

cfg.component = [1];% 要去除的成分

data_ica_all{i} = ft_rejectcomponent(cfg, components);
```

以上总结了最为常见的几个步骤，除此之外，还能够进行很多的功能，无法在本书中依次进行介绍。FieldTrip 作为一个功能强大且灵活的开源工具箱，为神经科学研究提供了全面的解决方案。从数据预处理到高级分析，FieldTrip 为研究人员提供了丰富的工具和方法，帮助他们探索和理解大脑的复杂功能和机制。无论是基础研究还是临床应用，FieldTrip 都是神经科学研究中不可或缺的重要工具。

（3）MNE-Python

MNE-Python 是一个开源的 Python 工具箱，专门用于处理、分析和可视化脑电图（EEG）、脑磁图（MEG）以及其他生物信号数据。该工具箱由一组国际研究人员和开发者合作开发，旨在为神经科学研究提供强大且灵活的分析工具。MNE-Python 广泛应用于认知神经科学、临床神经科学和脑机接口（BCI）等领域，使用者需要一些代码基础，MNE 本质上就是一个开源的 Python 第三方库 / 模块。Python 是一种高级编程语言，拥有丰富的标准库，且语法设计简洁明了，在数据科学和人工智能领域非常流行，在本章就不进行过多介绍[30,31,40]。

首先该工具箱的安装通过 pip install mne 即可，然后在 Python 脚本中使用 import mne 可以加载 MNE 工具箱。下面分别通过数据导入、预处理以及简单的 ERP、时频分析对工具箱进行简单介绍。

① 数据导入　该工具箱提供了多个脑电设备的数据读入接口，包括 .edf，用 mne.io.read_raw_edf；.bdf，则用 mne.io.read_raw_bdf；.cnt 则用 mne.io.read_raw_cnt；.set 则是通过 mne.io. read_raw_eeglab，以及其他很多函数对原始数据进行读入。下面以 .set 格式的数据为例子，具体代码如下：

```
import mne

datapath='eeglab_data.set'
```

```
raw = mne.io.read_raw_eeglab(datapath, preload=True)

montage = mne.channels.read_custom_montage('locs_info_path')

raw.set_montage(montage)

chan_types_dict = {"EOG1":"eog", "EOG2":"eog"} % 如有脑电则更改类型

raw.set_channel_types(chan_types_dict)

print(raw.info)

raw.plot(duration=10, n_channels=32, clipping=None)

raw.plot_sensors(ch_type='eeg', show_names=True)
```

通过打印可以看到该脑电数据的导联数、时间点、导联名字、有无进行参考以及滤波等信息，例如打印后的数据所示以及电极位置示意图，如图 2.18 所示。

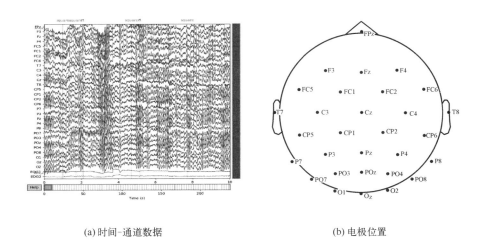

(a) 时间-通道数据　　　　　　　　　(b) 电极位置

图 2.18　EEGLAB 预处理步骤介绍

② 预处理　首先是滤波，包括陷波滤波器去掉工频以及带通波操作，通常是 30Hz 低通滤波及 0.1Hz 或者 1Hz 的高通滤波。MNE 工具通常使用 FIR 滤波，若想更改滤波方法，可通过修改 method 参数进行。之后是去除坏通道或者对坏通道进行插值，以及计算 ICA 去伪迹。MNE 中进行 ICA 的是首先初始化一个 ICA 对象，之后用这个 ICA 对象对数据进行处理，具体代码如下：

```
import matplotlib

from mne.preprocessing import ICA

matplotlib.use('TkAgg')

raw = raw.notch_filter(freqs=(60))

raw = raw.filter(l_freq=0.1,h_freq=30)

fig = raw.plot(duration=5, n_channels=32, clipping=None)

raw.info['bads'].append('C3')#标记坏道

raw = raw.interpolate_bads() #插值坏道

raw.pick(picks='all', exclude=['HEOG', 'EMG'])#或者是直接删除不想
要的通道

ica = mne.preprocessing .ICA(n_components=30, max_iter='auto')#ICA

ica.fit(raw)
```

ICA 之后可以通过绘制时序图或者地形图，确定删除的成分，之后进行重参考，具体代码如下：

```
ica.plot_sources(raw_for_ica)

ica.plot_components()

ica.exclude = [1]

ica.apply(raw)

raw.set_eeg_reference(ref_channels=['A', 'A2'])

raw.set_eeg_reference(ref_channels='average')
```

③ 分段　确定分段需要用到的 triggers，通过下面代码可以查看 trigger 种类、时间点，有助于对于数据事件的了解，具体代码如下：

```
print(raw.annotations)

print(raw.annotations.duration)
```

基于事件的种类，对数据进行分段。这里提取刺激前 0.5s 到刺激后 3s 的数据，即 trigger 对应 -0.5 ～ 3s 的数据读取。在基线的时间区间为刺激前 0.5s 到刺激出现的时间点，进行卡阈值，即在分段中出现最大与最小幅值的差大于 0.0004，则该分段被剔除，最后进行可视化，具体代码如下。

```
events, event_id = mne.events_from_annotations(raw)

epochs = mne.Epochs(raw, events, event_id=1, tmin=-0.5, tmax=3, base-
line=(-0.5, 0),

preload=True, reject=dict(eeg=2e-4))

epochs.plot(n_epochs=4)
```

④ 简单的分析　MNE 具备非常强大的分析功能，本书简单的介绍以下 ERP 分析及时频分析。首先对于事件相关电位（Event-Related Potentials，ERP）分析，即特定事件引发的大脑电活动变化，需要将多个分段的数据进行叠加平均，以增强事件相关信号，减少噪声，具体代码如下：

```
evoked = epochs.average()

evoked.plot()

evoked.plot_image()
```

可视化可以有很多选择，例如可以看时间上的 ERP、热力图，如图 2.19 所示。也可以看地形图、联合地形图、某个电极的地形图或者平均所有通道后的 ERP，该工具箱提供了多种可视化的方法。

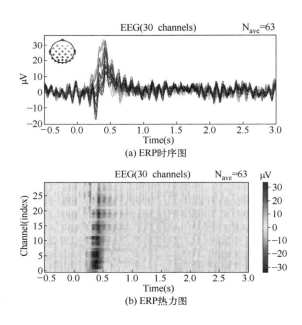

图 2.19　MNE 工具箱可视化结果

对于时频分析，MNE 提供了三种计算的方法，首先是 Multitaper

transform，即多窗谱估计法，大致步骤就是与多窗中的每个窗相乘，然后做频率变换，最后将每个窗频率变换的结果相加，得到最终的一帧频谱结果；其次是 Stockwell（S）transform 变换，也称为 S 变换，该变换克服了短时傅里叶变换固定窗函数宽度的缺陷，采用了一个随频率变化的高斯窗函数，它的窗函数宽度与频率的倒数成正比，高频时用窄窗，低频用宽窗，所以具有多分辨率分析的思想；最后是 Morlet wavelets，即小波变换，根据小波母函数的不同，小波变换的结果也不尽相同。下面以小波变换作为例子，通过 n_cycles 参数来控制频谱分辨率和时间分辨率之间的平衡，通常选取频段为 4 ～ 30Hz。

```
freqs` = np.logspace(*np.log10([430]),num=10)

n_cycles = freqs / 2

power = mne.time_frequency.tfr_morlet(epochs, freqs=freqs, n_cycles=n_cycles, return_itc=False, average=True)
```

得到的 power 即为能量结果，返回的是所有试次平均的结果。同样，可视化时频结果的方法也有很多，其中包括对多种基线校正方法选择，比如减去基线的均值、除以基线均值、除以基线均值并取 lg、减去基线均值并除以基线均值等。

2.4　本章小结

在本章中，我们详细探讨了脑电信号的神经科学基础及其采集过程。首先，本章介绍了脑电信号的产生机理，即脑电信号是由大脑神经元的电活动引起的。这些信号可以通过在头皮上放置电极进行记录，从而反映大脑的功能状态。接着，本章讨论了脑电信号采集的位置及信号特点。常见的电极放置系统包括国际 10-20 系统，该系统定义了电极在头皮上的标准位置，以确保不同实验和临床环境中的数据一致性。不同位置的电极记录到的信号特点各异，能够反映大脑不同区域的活动。

　　本章还介绍了用于脑电信号采集的设备和技术，包括各种放大器以及数据采集系统。先进的设备和技术不仅提高了信号的质量，还使得采集过程更加便捷和高效。本章分析了影响脑电信号的多种因素。这些因素包括生理因素（如年龄、性别、健康状况）、技术因素（如电极质量、设备参数）和环境因素（如电磁干扰、温度变化）。理解和控制这些因素对于获得高质量的 EEG 数据至关重要。最后，本章概述了常用的脑电信号分析工具箱。这些工具箱包括 EEGLAB、FieldTrip、MNE-Python。

参考文献

[1]　Somon B, Roy R, Dehais F. Apprehending auditory activity in ecological contexts with unobtrusive EEG [C]. The Second Neuroadaptive Technology Conference , 2019, 72.

[2]　Wei M, Liao Y, Liu J, et al. EEG beta-band spectral entropy predicts the effects of drug treatment on patients with herpes zoster [J]. Journal of Clinical Neurophysiology, 2022, 39(2) : 166-173.

[3]　Fakhruzzaman MN, Riksakomara E, Suryotrisongko H. EEG Wave Identification in Human Brain with Emotiv EPOC for Motor Imagery [J]. Procedia Computer Science, 2015, 72 : 269-276.

[4]　Duvinage M, Castermans T, Dutoit T, et al. A P300-based Quantitative Comparison between the Emotiv Epoc Headset and a Medical EEG Device[C]. BioMedical Engineering OnLine, 2012, 765.

[5]　Strotzer M. One Century of Brain Mapping Using Brodmann Areas* [J]. Klinische Neuroradiologie, 2009, 19(3) : 179-186.

[6]　Herwig U, Satrapi P, Schönfeldt-Lecuona C. Using the International 10-20 EEG System for Positioning of Transcranial Magnetic Stimulation [J]. Brain Topography, 2003, 16(2) : 95-99.

[7]　Rashid M, Sulaiman N, P P Abdul Majeed A, et al. Current Status, Challenges, and Possible Solutions of EEG-Based Brain-Computer Interface: A Comprehensive Review [J]. Frontiers in Neurorobotics, 2020, 14 : 25.

[8]　Liu S, Wang L, Gao RX. Cognitive neuroscience and robotics: Advancements and future research directions [J]. Robotics and Computer-Integrated Manufacturing, 2024, 85 : 102610.

[9]　Frey J. Comparison of a consumer grade EEG amplifier with medical grade equipment in BCI applications[C]. International BCI meeting, 2016, 1.

[10]　Zhang Y, Liu B, Ji X, et al. Classification of EEG Signals Based on Autoregressive Model and Wavelet Packet Decomposition. Neural Processing Letters, 2017, 45 : 365-378.

[11]　Xu J, Zhong B. Review on portable EEG technology in educational research [J]. Comput Hum Behav, 2018, 81 : 340-349.

[12]　Mcarthur G. Emotiv versus Neuroscan: Validating a gaming EEG system for research quality ERP measurement [J]. Frontiers in Human Neuroscience, 2012, 6.

[13]　Mahajan R, Majmudar CA, Khatun S, et al. NeuroMonitor ambulatory EEG device: Comparative analysis and its application for cognitive load assessment[C]. Proceedings of the 2014 IEEE Healthcare Innovation Conference, 2014, 133-136.

[14]　Wang D, Chen Z, Yang C, et al. Validation of the Mobile Emotiv Device Using a Neuroscan Event-Related Potential System [J]. Journal of Medical Imaging and Health Informatics, 2015, 5 : 1553-1557.

[15]　Pham TD, Tran D. Emotion Recognition Using the Emotiv EPOC Device; proceedings of the Neural Information Processing[C]. International Conference on Neural Information Processing, 2012, 394-399.

[16]　Scanlon J, Jacobsen N, Maack MC, et al. Outdoor walking: Mobile EEG dataset from walking during oddball task and walking synchronization task [J]. Data in Brief, 2022, 46 : 108847.

[17]　Ries A, Touryan J, Vettel J, et al. A Comparison of Electroencephalography Signals Acquired from Conventional and Mobile Systems [J]. Journal of Neuroscience and Neuroengineering, 2014, 3(1) : 10-20.

[18]　Maracine M, Radu A, Ciobanu V, et al. Brain Computer Interface Architectures and Classification Approaches[C]. Proceedings of the 2017 21st International Conference on Control Systems and Computer Science, 2017, 217-222.

[19]　Pontifex M, Coffman C. Validation of the g.tec Unicorn Hybrid Black wireless EEG system [J]. Psychophysiology, 2023, 60 : e14320.

[20]　Tsiara A, Mikropoulos TA, Chalki P. EEG Systems for Educational Neuro-

science[C]. Proceedings of the Universal Access in Human-Computer Interaction Multimodality and Assistive Environments, 2019, 575-586.

[21]　Katona J, Farkas I, Ujbanyi T, et al. Evaluation of the NeuroSky MindFlex EEG headset brain waves data[C]. Proceedings of the 2014 IEEE 12th International Symposium on Applied Machine Intelligence and Informatics 2014, 91-94.

[22]　Song J, Davey C, Poulsen C, et al. EEG source localization: Sensor density and head surface coverage [J]. Journal of Neuroscience Methods, 2015, 256: 9-21.

[23]　Samson VRR, Praveen Kitti B, Pradeep Kumar S, et al. Electroencephalogram-Based OpenBCI Devices for Disabled People[C]. Proceedings of the Proceedings of 2nd International Conference on Micro-Electronics, Electromagnetics and Telecommunications, Singapore, 2018, 229-238.

[24]　Biondi A, Santoro V, Viana PF, et al. Noninvasive mobile EEG as a tool for seizure monitoring and management: A systematic review [J]. Epilepsia, 2022, 63(5) : 1041-1063.

[25]　Manjunatha Siddappa D. A cognitive approach towards measuring effectiveness of meditation using Enobio-8 EEG device [J]. European Journal of Molecular & Clinical Medicine, 2020, 7(08) : 2020.

[26]　Frescura A, Lee P, Jeong J, et al. Electroencephalogram (EEG) responses to indoor sound sources in wooden residential buildings[C]. Inter-noise and Noise-con Congress and Conference Proceedings. 2021. 263.

[27]　Simar C, Leroy A, Petieau M, et al. EEG-based brain-computer interface for alpha speed control of a small robot using the MUSE headband[C]. Proceedings of the 2020 International Joint Conference on Neural Networks, 2020, 1-4.

[28]　Perera W. A H. Cognionics HD-72 Wireless EEG System: A Noninvasive Method of Measuring the Brain's Electric Fields in Cognitive Neuroscientific Research [M]. ScienceOpen Preprints. 2022.

[29]　Brunner C, Delorme A, Makeig S. Eeglab - an Open Source Matlab Toolbox for Electrophysiological Research [J]. Biomedical Engineering Biomedizinische Technik, 2013, 58(SI-1-Track-G) : 000010151520134182.

[30]　Gramfort A, Luessi M, Larson E, et al. MEG and EEG data analysis with MNE-Python [J]. Frontiers in Neuroscience, 2013, 7 : 267.

[31]　Gramfort A, Luessi M, Larson E, et al. MNE software for processing MEG and EEG data [J]. NeuroImage, 2014, 86 : 446-460.

[32]　Iversen JR, Makeig S. MEG/EEG Data Analysis Using EEGLAB [M]//Supek S, Aine CJ. Magnetoencephalography: From Signals to Dynamic Cortical Networks. Cham; Springer International Publishing. 2019 : 391-406.

[33]　Oostenveld R, Fries P, Maris E, et al. FieldTrip: Open Source Software for Advanced Analysis of MEG, EEG, and Invasive Electrophysiological Data [J]. Computational intelligence and Neuroscience, 2011, 2011(1) : 156869.

[34]　Valipour S, Shaligram A, G.R.Kulkarni. Detection of an Alpha Rhythm of EEG Signal Based On EEGLAB [J]. International Journal of Engineering Research and Applications, 2014, 4 : 39-42.

[35]　Lopez-Calderon J, Luck SJ. ERPLAB: an open-source toolbox for the analysis of event-related potentials [J]. Frontiers in Human Neuroscience, 2014, 8 : 213.

[36]　Poulsen AT, Pedroni A, Langer N, et al. Microstate EEGlab toolbox: An introductory guide [J]. bioRxiv, 2018 : 289850.

[37]　Peyk P, De Cesarei A, Junghöfer M. ElectroMagnetoEncephalography Software: Overview and Integration with Other EEG/MEG Toolboxes [J]. Computational intelligence and Neuroscience, 2011, 2011(1) : 861705.

[38]　Fisca LL, Gosselin B. A Versatile Validation Framework for ERP and Oscillatory Brain Source Localization Using FieldTrip[C]. 4th International Conference on Biometric Engineering and Applications, 2021, 7-12.

[39]　Popov T, Oostenveld R, Schoffelen JM. FieldTrip Made Easy: An Analysis Protocol for Group Analysis of the Auditory Steady State Brain Response in Time, Frequency, and Space [J]. Frontiers in Neuroscience, 2018, 12 : 711.

[40]　Esch L, Dinh C, Larson E, et al. MNE: Software for Acquiring, Processing, and Visualizing MEG/EEG Data [M]. Supek S, Aine CJ. Magnetoencephalography: From Signals to Dynamic Cortical Networks. Cham. 2019 : 355-371.

3

脑电信号预处理
与去伪迹

脑电信号的预处理和去伪迹是 EEG 数据分析中至关重要的步骤。由于 EEG 信号在采集过程中容易受到各种噪声和伪迹的干扰，预处理和去伪迹步骤旨在提高数据的质量和可靠性，从而确保后续分析的准确性。

3.1 脑电信号伪迹种类及其来源

3.1.1 生理伪迹

由于头皮脑电电极只是与受试者的头部皮肤接触传导电信号，接触阻抗非常大，而脑电信号又十分微弱，很容易受到其他因素干扰[1-3]。一般情况下，有用的信号常常被淹没在噪声中，因此在实验过程中排除各种干扰，以尽可能地采集到干净的数据是十分重要的。EEG 的伪迹噪声主要来源于两部分：生理伪迹和非生理伪迹[4-8]。

生理伪迹包括由受试者头部附近的生物活动或受试者动作产生的电势，如头颈部肌肉活动、眼动、心跳等。通常生理伪迹会显示出比较典型的波形或电位分布，较易辨认。

（1）头颈肌肉活动

头颈肌肉运动产生的肌电图（Electromyography，EMG）信号会对 EEG 产生干扰，主要包括，咀嚼和说话，咀嚼和说话会引起大幅度的 EMG 信号，这些信号频率较高，通常在 20Hz 以上；面部表情，例如微笑、皱眉或者舌头动会引起面部肌肉的电活动，这些信号的频率和幅度变化较大，如图 3.1（a）。面部表情伪迹会影响整个头部的 EEG 信号，特别是在进行情绪和表情研究时；头部运动，例如头部运动引起的颈部和头皮肌肉活动会在 EEG 信号中产生低频、大振幅的伪迹。

（2）眼动

眼动电位（Electrooculography，EOG）是眼球运动产生的电信号，主要影响前额区域的 EEG 记录。由眼动引起的伪迹主要包括两种，分别是眨眼和眼球转动。其中眨眼引起的大幅度电位变化，通常在前额电极（如 Fp1 和 Fp2）上明显表现为尖波或慢波，如图 3.1（b）。眨眼伪迹会干扰 EEG 信号的读取，特别是在前额区域进行的认知任务或情绪研究中。对于眼球转动，水平或垂直的眼球运动会在 EEG 信号中产生低频、大振幅的电位变化，如图 3.1（c）。眼球转动伪迹会影响整个头部的 EEG 记录，尤其是与眼球运动方向平行的电极。

（3）心跳

心跳产生的电信号（Electrocardiography，ECG）也会对脑电图信号产生影响。心脏跳动引起的血流脉动会在头皮和脑组织中产生微小的机械振动，这些振动可能会干扰 EEG 电极的稳定性，尤其是在高灵敏度的 EEG 记录中。这种机械振动会引起 EEG 信号中的低频伪迹，通常在 1Hz 以下的频段中可见。ECG 带来的影响在 EEG 信号中表现为周期性的波形，通常与心率同步，每次心跳都会在 EEG 信号中产生一个波形。相对于 EEG 信号的主要成分（如 Alpha 波、Beta 波等），心跳伪迹的幅度通常较小，但在某些敏感的记录条件下仍然显著。

3.1.2 非生理伪迹

非生理伪迹主要包括从电极与头皮的接触、设备自身或者周围环境（包括设备周围的环境和受试者体内设备）产生的伪迹。通常非生理伪迹会显示各种形态的波形，扭曲正常的 EEG 活动，严重情况下可能导致采集的数据无法解释。所以如果发现设备出现故障，或者环境噪声比较大，应尽快处理。

（1）工频伪迹

电力线的交流电（50Hz 或 60Hz）或者实验室中的其他电子设备（如计算机、手机、灯具等）可能产生电磁辐射，会在 EEG 信号中产生显著的干扰。前者通常表现为固定频率的正弦波，在频谱分析中形成明显的峰值，掩盖其他脑电活动。后者的干扰可能表现为不规则的高频噪声，增加 EEG 信号的噪声水平，降低信噪比。

（2）连接不良或者移动

电极与头皮接触不良或导电胶干涸会导致接触阻抗增加，产生伪迹。接触不良的电极会在 EEG 信号中表现为高阻抗伪迹，通常表现为大幅度的低频波动或完全丢失信号，如图 3.1（d）；EEG 电缆的移动或振动会在记录过程中引入机械干扰。通常表现为不规则的波动，干扰信号的稳定性。或者电极松动，会直接造成信号无法记录；电极接地不良，工频干扰遮蔽了大部分的记录。

（3）汗液及身体晃动伪迹

电极之间不需要的电连接也会产生伪迹。汗液伪迹表现为非常低频(< 0.5Hz)的低振幅波动。汗液引起的直流电极电位的变化可能导致不稳定的基线和相邻通道的轨迹交叉。汗液伪迹通常出现在多个相邻通道或整个头皮上，造成电极之间桥接的风险。身体晃动或者头动也会引起低频的噪声，如图 3.1（e）和（f）。

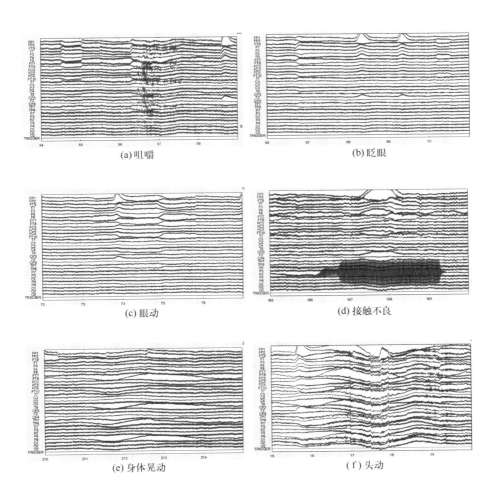

(a) 咀嚼

(b) 眨眼

(c) 眼动

(d) 接触不良

(e) 身体晃动

(f) 头动

图 3.1　脑电的各种伪迹信号

（4）周围环境

实验室环境中的物理振动（如桌子晃动、脚步声）或者是手机振动等会通过电极和电缆传导到 EEG 信号中。有时候，这些振动可能很小，导致在信号里没有很直观的观察到，这个情况可能是由于数据幅度值的上下限过大，可以适当地调小，再进行观测。

3.2　脑电信号预处理基本过程

脑电预处理过程基本包括滤波、重参考、剔除坏段和伪迹去除，下面分别对这几个步骤进行介绍。

3.2.1　滤波

滤波器可以从 EEG 信号中衰减不需要的频率，进而放大需要的频率，或者两者兼而有之。滤波器主要分成高通滤波器、低通滤波器、带通滤波器以及陷波滤波器，如图 3.2 所示（图 3.2 的信号观察范围是 $\pm 50\mu V$）。高通滤波器通过脑电图的高频，同时衰减低频，即噪声，如图 3.2（a）所示。而陷波滤波器阻止电源线的干扰，如图 3.2（b）所示。低通滤波器通过去除高频噪声来平滑输入信号，如图 3.2（c）所示。因此，滤波提供了一种提高信号信噪比的工具，信噪比衡量的是信号中有多少是噪声。通过去除信号中的噪声，可以提高信噪比。

下面是一个例子，对脑电数据进行 [0.1Hz，30Hz] 带通滤波。图 3.3（a）是原始脑电数据的频率的功率谱，可以看出在 60Hz 有明显的工频干扰，并且 50Hz 以上也是有相应的频率成分。图 3.3（b）则是经过带通滤波后得到的频谱，可以看出超过 30Hz 部分基本都归零了。

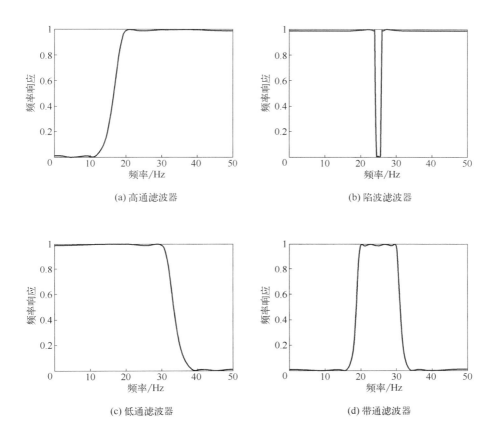

(a) 高通滤波器　　　　　　　　　　　(b) 陷波滤波器

(c) 低通滤波器　　　　　　　　　　　(d) 带通滤波器

图 3.2　各种滤波器的频率响应

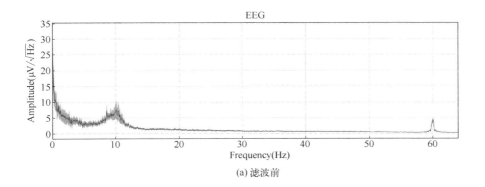

(a) 滤波前

图 3.3

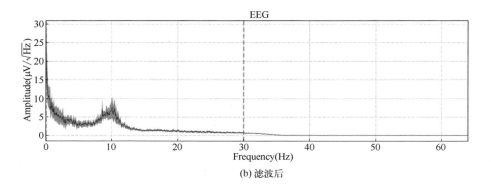

(b) 滤波后

图 3.3　滤波前后频域对比

3.2.2　剔除坏段、坏道

　　电极从头皮位置弹出或运动伪迹，可能导致坏通道。噪声信息传播到所有通道，因此很难检测和去除伪迹。为了消除坏通道，必须考虑包括功率谱密度（Power Spectral Density，PSD）、峰度和方差在内的统计特性。坏通道还可以通过使用稳健的 z 分数、相关性等方式来计算和分析，或者通过肉眼观测的方法进行。图 3.4 展现的是通过肉眼可以观测出的坏段，

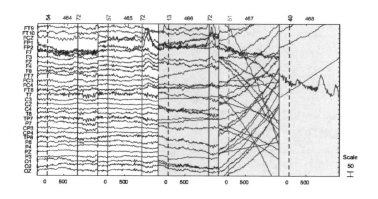

图 3.4　坏段手动选择

高光的三个试次是需要删除的部分，可以非常直观地看出来数据质量较差，可能是由于连接导致整体的数据漂移。

3.2.3　基于 ICA 的伪迹去除

独立成分分析（Independent Component Analysis，ICA）是近年来出现的一种强有力的数据分析工具，它正受到越来越多的关注，成为国内外研究的一个热点。ICA 的主要目的是从多变量信号中分离出独立的源信号，这些源信号在统计上是相互独立的。与其他信号分解方法不同，ICA 不仅假设源信号是线性组合的，还假设这些信号是彼此独立的。因此，ICA 在 EEG 数据处理中最常见的应用是去除伪迹，如眼动伪迹、肌电伪迹和心电伪迹。通过将 EEG 信号分解成独立成分，进而可以识别并去除与这些伪迹相关的成分，从而提高数据的质量。下面是具体计算过程，一般来说，使用 ICA 去噪 EEG 信号如式（3.1）所示。

$$X=AS+N \tag{3.1}$$

其中给定的方程涉及三个矩阵：X、A 和 S。矩阵 X 包含 EEG 数据，矩阵 A 表示各种源的线性混合矩阵，包括 EEG 和伪迹源。矩阵 S 由独立成分组成，是提及的 EEG 和伪迹源。N 则为噪声。ICA 的核心是认为混合数据矩阵 X 是由独立元 S 经过 A 线性加权获得。计算的总体过程是希望通过 X 求得一个分离矩阵 W，使得 W 投影在 X 上所获得的信号 Y 是独立源 S 的最优逼近解。在获得独立成分后，可以通过视觉检查来识别任何伪迹，例如眼动和肌肉活动。通过移除这些成分，可以对 EEG 信号进行去噪。

下面介绍应用 EEGLAB 计算 ICA 后，各个伪迹对应成分具备的特征。方法一是结合头皮地形图、ERP 图、每个成分功率谱图，以及矫正之后的脑电图，进行综合的评估或者通过经验判断具体哪个成分是伪迹。通常的原则是，在删除伪迹成分时，一般只在非常确定伪迹主成分的情况下才删除，不然很可能会删除自己想要的成分。在 EEGLAB 中，当计算完 ICA 后，通过选择 Tools → Inspect/label components by maps 来查看各个成分的地形图。

第一个是对于眨眼伪迹，判断依据是，在头皮地形图的前端分布，ERP 图像中有小方块，并且是随机分布，如图 3.5 所示。在功率谱图中，低频能量高，并且一般情况下，成分排序较为靠前，像这个示例中，为 IC1。确定是眼部活动，因此希望在进一步分析和绘图之前将其从数据中减去，通过点击底部的"Accept"按钮，使其变为"Reject"按钮，标记为要删除的成分。

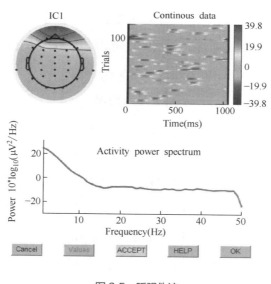

图 3.5 眨眼伪迹

第二个是眼动成分，在头皮地形图的前端两侧分布，如图 3.6 所示。在 ERP 图像中，长条状，且随机分布，在功谱图中低频能量高，并且分量排序靠前，但一般在眨眼后面，在该示例中为 IC2。

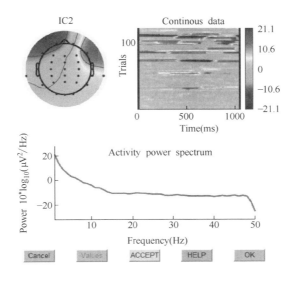

图 3.6　眼动伪迹

第三个是其他伪迹成分。例如该成分在空间上局部化，如图 3.7（a）和（b）所示，虽然下方的能量图是正确的，但是通过右上角的图可以看出，能量主要集中在某几个试次，因此可以推测，这个成分是在哪几个 trials 里信号接触不良，因此也可以当作伪迹删除。除此之外，如果在能量图中出现明显异常，例如在高频的能量高于低频，或者出现异常的能量波动，也可以直接删除。

如果跑出来的成分，没有出现明显的伪迹成分，可以多跑几次 ICA；或者不分段重新跑一次；或者再看看原始数据，删除杂乱的成分，再跑一次。这个方法就是通过对每个成分进行人工查看，进行删除。但是由于每个人的删除标准不同，这会间接导致后续分析存在不同，因此不具备可重复性。

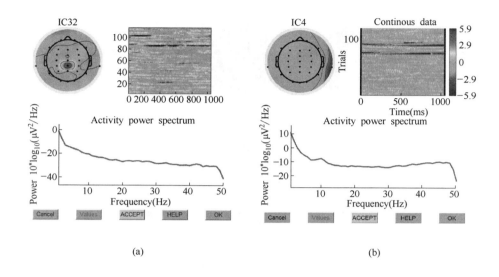

图 3.7　其他伪迹

　　方法二是通过一个标准，统一对所有成分进行筛选，不需要引入人为误差（人为误差导致后续结果他人不可复制）。现已经有很多插件可以自动检测对于每个成分的类型估计，例如 MARA[9]、ADJUST[10]、FASTER[7]、SASICA[11]、IC_MARC[12] 等。其中 SASICA 最初是作为一种教育工具，帮助用户学习如何手动标记 IC。当自动操作时，SASICA 使用距离数据集平均值 2 ～ 4 个标准差之间的阈值。

　　本书介绍 Luca Pion-Tonachini 的 ICLabel 插件 [13]，它是 EEGLAB 的默认安装插件，它提供了对每个独立成分（脑、眼、肌肉、线性噪声等）类型的估计，如图 3.8 所示。具体过程是，可以通过自定义设定阈值，依次为脑（Brain），肌肉（Muscle），眼动（Eye），心电（Heart），线性噪声（Line Noise），通道噪声（Channel Noise），其他（Other），规定当估计率在某个范围则定义为伪迹，下面是一个代码的例子。

```
EEG = pop_loadset('filename', 'XXX.set');

EEG=iclabel(EEG);

noiselabel=round(EEG.etc.ic_classification.ICLabel.classifications
(:, :)*100);

%Brain, Muscle, Eye, Heart, Line Noise, Channel Noise, Other

noisethreshold = [0 0;0.5 1; 0.5 1; 0.5 1;0.5 1;0.5 1; 0  0];

EEG = pop_icflag(EEG, noisethreshold);% 标记为伪迹

EEG =pop_subcomp(EEG);% 去除伪迹
```

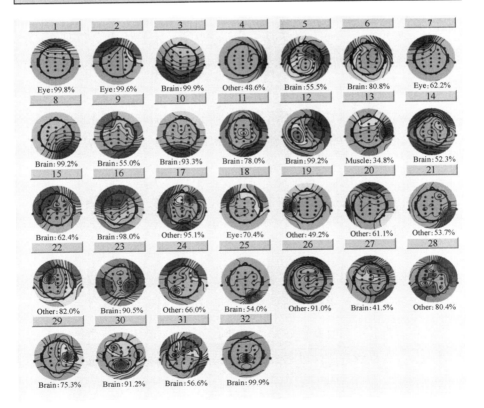

图 3.8　自动标记后的 ICA 成分

3.2.4 重参考

参考是 EEG 预处理中一个关键步骤，因为它会影响信号的幅度测量。当一个电极用作另一个电极的参考时，可能会引入脑活动和噪声的混合。一般在脑电信号记录的时候，会采用的参考电极有鼻尖参考，或者头顶中央参考。

但在分析数据的时候，如果想要转换参考点的位置，可以使用不同的参考方法，如双侧乳突平均参考和全脑平均参考，这些方法在脑机接口设计中常用。全脑平均参考的方法是减去所有 EEG 电极的平均脑活动，假设整体脑活动在某个特定时间点的总和为零。双侧乳突参考则是选择双侧乳突位置的平均值，作为重参考的电极。

另一种参考方法是电流源密度（Current Source Density，CSD）估计，该方法使用拉普拉斯方程计算头皮上电流变化率[14]。然而，这种方法仅在电极在二维平面上等距离放置时有效。参考方法的选择可以改变 EEG 的解释，因此应谨慎选择。不同的研究对于重参考步骤的先后顺序也有所不同，有的在滤波之前进行重参考，有的则是在滤波后或者去完伪迹后进行重参考。

3.2.5 基线校正

基线校正，其主要目的就是减少偏差。基线校正这一步骤，通常都是出现在预处理的分段之后。因为在分段时要通过刺激进行分段，一般分段并不是将刺激开始的时候作为零点，而是选择在刺激出现前后各划分一段时间。通过这样的方式，以刺激出现为零点，刺激前时间为负值，刺激后时间为正值。例如，分段为 [-1，3]，则代表刺激为 0 点，在刺激前取 1s 和刺激后取 3s，每个分段共 4s。基线即基础线，脑电信号中就是刺激前的一段时间，在分段中通常是 [-1, 0] 这段时间。对于静息态的数据，则没有必要进行基线校正这一步骤。

3.3　脑电信号的其他伪迹去除方法

正如前面关于 EEG 信号采集时所提到的，多根电极被放置在头皮上时，外部干扰可能会导致各种伪迹的出现，这会影响信号的质量。为了确保从 EEG 信号中提取的特征的可靠性，去除各种相关的伪迹是至关重要的。除了已经提及的 ICA 方法，目前已经开发了几种去噪技术 [15]。

3.3.1　典型关联分析

1936 年，Hotelling 提出典型相关分析（Canonical Correlation Analysis，CCA）。CCA 算法自身的主要思想是，为了研究两组变量之间的相关系数，通过在变量中寻找一组加权值，进行线性组合，再进行相关性的计算。用这个值表示原始变量的相关关系，即找到使得两个变量最大相关的，两组线性组合 [16]。

在受肌肉伪迹污染的 EEG 信号背景下，典型相关分析通常比 ICA 更有效。由于肌肉伪迹的自相关性相对于 EEG 较低，因此使用 CCA 来区分肌肉活动和 EEG 是可行的 [17,18]。CCA 在计算目标时，最大脑电信号和其时序延迟版本的源成分之间的相关系数，其目标公式如式（3.2）所示：

$$\max_{u} \frac{u^{\mathrm{T}} R_{xy} v}{\sqrt{u^{\mathrm{T}} R_{xx} u} \sqrt{v^{\mathrm{T}} R_{yy} v}} \tag{3.2}$$

式中，变量 u 和 v 表示权值向量，EEG 数据和 EEG 数据延迟版本的自协方差矩阵分别表示为 R_{xx} 和 R_{yy}。EEG 数据和自身数据的延迟版本之间的互协方差矩阵表示为 R_{xy}。通过权重获得典型变量后，其典型相关变量之间对应的源成分具备高度相关，但是各自内部的源却互不相关，因此只考虑脑电数据对应的源。计算源中每行源成分的自相关系数，由大到小排列。由于肌电成分自相关较弱，因此包含肌电数据的成分主要集中在后几个源成分中，直接置零，再乘上权重逆矩阵即得到降噪后的脑电成分。基于 CCA 的降噪步骤如表 3.1 所示。

表 3.1　CCA 的降噪步骤

基于脑电降噪的 CCA
输入：X：EEG 数据矩阵。
输入：Y：EEG 数据的时间延时版本。
输出：Z：清理后的 EEG 数据矩阵。
1、对 X，Y 进行中心化和白化处理。
2、随机初始化权重矩阵 A 和 B。
3、重复以下步骤：
通过最大化 X 和 Y 之间相对于 A、B 的相关性，以计算权重 w_a 和 w_b。w_a 和 w_b 是对于 X 和 Y 进行线性组合的权重。
更新权重矩阵 A 和 B。
直到收敛为止。
4、计算清理后的数据 $Z=A^{\mathrm{T}}X$。
5、返回 Z

3.3.2　盲源分离

盲源分离（Blind Source Separation，BSS）是一种无需事先了解原始信号便可从混合信号中分离出源信号的技术。在第一步中，使用 BSS 算法将观测到的 EEG 分解为其源信号。然后识别并消除噪声源，同时保留大脑活动的源信号[19]。BSS 技术通常用于 EEG 信号去噪，其中 ICA 就是盲源分离的其中一种，除此之外还有主成分分析（Principal Component Analysis，PCA），它是一种易于使用的数据降维技术，它利用正交性原理来消除伪迹[20-22]。

通过使用 PCA 进行降维，可以消除数据中由小特征值表示的噪声，从而实现部分去噪效果。通常，对于给定的 EEG 数据 $\boldsymbol{X}$，PCA 的主要目标是解决如下方程。

$$\boldsymbol{X}\boldsymbol{X}^{\mathrm{T}}\boldsymbol{w}_i = \lambda_i\boldsymbol{w}_i \tag{3.3}$$

式中，λ_i 表示特征值，$\boldsymbol{w}_i$ 表示特征向量。通过分解矩阵 $\boldsymbol{X}\boldsymbol{X}^{\mathrm{T}}$ 的特征值来实现数据集维数的减少。之后对得到的特征值进行排序，选择前 d 个特征值作为投影矩阵。随后，可以将投影矩阵表示为 $\boldsymbol{D}^*=\boldsymbol{W}^{*\mathrm{T}}\boldsymbol{D}$，同时最小化噪声的存在，具体步骤如表 3.2 所示。

表 3.2　PCA 的降噪步骤

基于脑电信号降噪的主成分分析
输入：$\boldsymbol{X}$：EEG 数据矩阵，$\boldsymbol{D}=\{x_1, x_2, x_3, \cdots, x_n\}$，低空间维度是 d。 输出：投影矩阵 $\boldsymbol{W}^*$。
1、对 $\boldsymbol{X}$ 进行中心化，$x_i \leftarrow x_i - \dfrac{1}{m}\sum_{i=1}^{\cdot} x_i$。 2、计算 $\boldsymbol{X}\boldsymbol{X}^{\mathrm{T}}$。 3、对 $\boldsymbol{X}\boldsymbol{X}^{\mathrm{T}}$ 进行特征值分解。 4、选择前 d 个特征值最大，所对应的特征向量，$\boldsymbol{W}^*=(w_1, w_2, w_3, \cdots, w_d)$。 5、计算清理后的数据 $\boldsymbol{D}^*=\boldsymbol{W}^{*\mathrm{T}}\boldsymbol{D}$。 6、返回 $\boldsymbol{D}^*$

人们越来越多地关注将主成分分析与其他技术结合使用以实现 EEG 去噪。比如后文会提到的经验模态分解和 PCA 结合以及 PCA 和支持向量机结合等。

3.3.3　小波变换法

小波变换提出是提供了一个可以变换的时频窗口，和傅里叶变换相比，小波变换直接把傅里叶变换的基（无限长的三角函数）换成了有限长的会衰减的小波基。基函数会伸缩、平移。高频则对应的波会缩得较窄，低频则对应的波拉伸得较宽。之后将基函数不断和信号相乘。某一个尺度，即对应宽窄，相乘出来的结果，就可以理解成信号所包含的当前尺度对应频率成分有多少。因此，基函数会在某些尺度下，与信号相乘得到一个很大的值，因为此时二者有一种重合关系，于是可得到信号包含该频率的成分的多少[23]。

EEG 设备记录的信号通常包含不规则性。为了分析这些非平稳信号，小波变换（Wavelet Transform，WT）是一种广泛使用的方法。传统的小波变换方法将 EEG 信号分解为小波成分，识别并去除包含伪迹的成分，只保留干净的成分。这些干净的成分随后用于重建纯净信号。小波变换通常分为两类：离散小波变换（Discrete Wavelet Transformation，DWT）和连续小波变换（Continuous Wavelet Transform，CWT）。其中连续小波变换是对连续信号进行小波分析，离散小波变换则是对离散信号进行小波分析[24-28]。在处理和分析 EEG 信号时，DWT 更常用，因为它提供了一种高效且计算量较小的方法来进行多分辨率分析，适合于大多数离散信号处理应用。CWT 是把某一个被称为基本小波（也称母小波）的函数，位移 τ 后，在不同尺度 a 下，与信号做内积，如式（3.4）所示。

$$CWT(a,\tau)=\frac{1}{\sqrt{a}}\int_{-\infty}^{+\infty}x(t)\varphi\left(\frac{t-\tau}{a}\right)\mathrm{d}t \tag{3.4}$$

式中，变量 a 和 τ 分别表示尺度因子和平移因子，均为连续变量，因此称为连续小波。离散小波则是对尺度和平移因子使用离散值，其中尺度因子为幂级数，平移因子则为整数值。离散小波分解过程包括将 $x(t)$ 分解为多个尺度，如式（3.5）所示。

$$x(t)=\sum_{j=1}^{\infty}\sum_{k=-\infty}^{\infty}d_j(k)\psi\left(2^{i-1}t-k\right)+\sum_{k=-\infty}^{\infty}c(k)\varphi(t-k) \tag{3.5}$$

式中，$\psi(t)$ 表示父小波，$\varphi(t)$ 表示母小波。任意的一个函数 $x(t)$，可以通过对母小波平移的函数，父小波进行缩放、平移形成的函数的线性组合表示，即式（3.5）。变量 $d_j(k)$ 和 $c(k)$ 为 DWT 的系数，表示组成函数的权重。DWT 是一种在不产生冗余的情况下，对时间域 EEG 信号进行变换的方法，这在去除伪迹方面非常有用，具体实现步骤如表 3.3 所示。

表 3.3　DWT 的降噪过程

基于降噪的 DWT
输入：X：EEG 数据矩阵，$X=\{x_1, x_2, x_3, \cdots, x_n\}$。

输出：Y：干净的数据矩阵。

1、设置基小波和分解级数。

2、对于 X 中的每个通道 C，执行以下操作：

使用小波基，计算每个通道的 DWT 系数。使用软或硬阈值技术对系数进行阈值处理。通过逆变换重建清理后的信号，将清理后的信号存储在 Y 的对应行中。

3、返回 Y

3.3.4　回归法

传统方法中，去除 EEG 信号中的眼部伪迹通常采用基于回归分析的方法。在记录 EEG 信号的过程中，同时记录噪声源信号，可以包括眼电图（Electrooculogram，EOG）和肌电信号（Electromyogram，EMG），通过回归分析来获得各种噪声源的系数，这些系数估计了特定 EEG 通道中伪迹的比例。用回归模型表示这一过程，如式（3.6）所示。

$$EEG_{\text{record}} = EEG_{\text{pure}} + \sum_{i=1}^{N}\left(\varUpsilon_i Fnoise_H + \delta_i Fnoise_V + \lambda_i Fnoise_M\right) \quad （3.6）$$

式中，H、V 是噪声在水平和垂直通道的记录，M 则表示肌电的记录，EEG_{pure} 表示未受污染的脑电信号，即为纯净的脑电信号，EEG_{record} 即为记录到的脑电信号，$\varUpsilon$、δ 和 λ 则为噪声和脑电之间的传输系数，回归方法的降噪过程就是获得最优参数。然而，关于回归方法的主要担忧是双向污染。例如，EOG 记录可能包含神经电位以及眼电位。因此，从 EEG 信号中去除 EOG 活动需要从每个记录中减去一部分相关的 EEG 信号。此外，回归技术的一个挑战是由于缺乏明确的参考通道，它们可能无法有效处理其他未记录噪声源的伪迹，但回归方法依旧是评估新方法的黄金标准。回归方法去除脑电伪迹的步骤，大致如表 3.4 所示。

表 3.4　回归算法的降噪过程

回归算法
输入：X: EEG 数据矩阵，伪迹信号 Y。
输出：Z：干净的数据矩阵。
1、计算 X 和 Y 之间的回归系数。
从 EEG 信号中去除伪迹。
2、返回清理后的 EEG 信号 Z

3.3.5　经验模态分解

经验模态分解（Empirical Mode Decomposition，EMD）方法是一种自适应的数据处理方法，适合非线性和非平稳时间序列的分析和研究，其本质是对数据序列或信号的平稳化处理。经验模态分解利用信号的极值点将其分解为一组本征模态函数（intrinsic mode functions，IMFs）和一个残差[29, 30]。如式（3.7）所示。

$$x(t) = \sum_{i=1}^{n} c_i(t) + r_N(t) \tag{3.7}$$

式中，$c_i(t)$ 表示 IMFs，$r_N(t)$ 表示残差。本征模态函数能够捕捉各种频率的基本振荡成分，这有助于区分伪迹和目标 EEG 信号。为了获得信号的高频内容（包括任何伪迹），作为细节成分，可以从输入信号中减去包络线。包络线表示通过信号局部最大值和最小值的平滑曲线。这种技术可以在保留原始 EEG 信号的同时消除不需要的伪迹。通过清理后的细节成分相加来获得重建信号。具体降噪的步骤如表 3.5。

表 3.5　EMD 的降噪过程

基于脑电降噪的 EMD

输入：X：EEG 数据矩阵。

输出：Y：干净的数据矩阵。

1、设置停止准则和最大迭代次数。

2、对于 X 中的每个通道 C，执行以下操作：

初始化 $d_0=C$，迭代次数 k，d_k 表示在第 k 次迭代时的值，重复以下步骤，直到达到停止迭代条件：

找到 d_{k-1} 的局部最大值和最小值，通过插值计算最大值和最小值的包络线。

从 d_{k-1} 中减去包络线，以获得细节成分 h_k。

更新：$d_k=d_{k-1}-h_k$，$k=k+1$。

计算重建信号：$r_c = \sum_{i=1}^{k} h_i$。

将清理后的信号存储在 Y 对应行中。

3、当所有通道都跑完后，则结束循环。

4、返回 Y

3.4　本章小结

在本章中，我们深入探讨了脑电信号的预处理和去伪迹方法，分析了这些步骤在 EEG 数据分析中的重要性。脑电信号在采集过程中容易受到多种生理和非生理伪迹的干扰，如肌电、眼动、心跳以及环境噪声等。为了提高数据的可靠性和分析的准确性，必须对这些伪迹进行有效的识别和去除。本章介绍了常见的生理伪迹，包括由头颈部肌肉活动、眼动和心跳引起的干扰，以及非生理伪迹，如工频干扰和电极接触不良等的影响。接下来，介绍了脑电信号预处理的基本步骤，包括滤波、重参考、剔除坏段以及基于 ICA 的伪迹去除方法。ICA 方法通过分离独立成分，有效地去除了眼动、肌电等伪迹，显著提高了 EEG 数据的质量。除此之外，本章还介绍了其他先进的去噪方法，如典型相关分析、盲源分离（BSS）、小波变换、回归法以及经验模态分解。这些方法在去除脑电伪迹方面各有优势，适用于不同的应用场景。

总体而言，本章提供了全面的 EEG 信号预处理和去伪迹方法，为后续的脑电信号分析奠定了基础。通过合理选择和应用这些技术，可以有效地提高 EEG 数据的质量和分析结果的可靠性。

参考文献

[1]　Jung TP, Makeig S, Humphries C, et al. Removing electroencephalographic artifacts by blind source separation [J]. Psychophysiology, 2000, 37(2) : 163-178.

[2]　Li YC, Wang PT, Vaidya MP, et al. Electromyogram (EMG) Removal by Adding Sources of EMG (ERASE)-A Novel ICA-Based Algorithm for Removing Myoelectric Artifacts From EEG [J]. Frontiers in Neuroscience, 2021, 14 : 597941.

[3]　Ye N, Sun YG, Wang X. Removing artifacts in EEG based on independent component analysis in brain computer interface; proceedings of the Chinese Control Decision Conference, Wuxi, PEOPLES R CHINA, F Jul 03-06, 2007 [C]. 2007.

[4]　Amer NS, Belhaouari SB. EEG Signal Processing for Medical Diagnosis, Healthcare, and Monitoring: A Comprehensive Review [J]. IEEE Access, 2023, 11 : 143116-143142.

[5]　Gorjan D, Gramann K, De Pauw K, et al. Removal of movement-induced EEG artifacts: current state of the art and guidelines [J]. Journal of Neural Engineering, 2022, 19(1) : 011004.

[6]　Tatum WO, Dworetzky BA, Schomer DL. Artifact and Recording Concepts in EEG [J]. JOURNAL OF CLINICAL NEUROPHYSIOLOGY, 2011, 28(3) : 252-263.

[7]　Nolan H, Whelan R, Reilly RB. FASTER: Fully Automated Statistical Thresholding for EEG artifact Rejection [J]. Journal of Neuroscience Methods, 2010, 192 (1) : 152-162.

[8]   Mumtaz W, Rasheed S, Irfan A. Review of challenges associated with the EEG artifact removal methods [J]. Biomedical Signal Processing and Control, 2021, 68 : 102741.

[9]   Winkler I, Haufe S, Tangermann M. Automatic Classification of Artifactual ICA-Components for Artifact Removal in EEG Signals [J]. Behavioral and Brain Functions, 2011, 7(1) : 30.

[10]   Mognon A, Jovicich J, Bruzzone L, et al. ADJUST: An automatic EEG artifact detector based on the joint use of spatial and temporal features [J]. Psychophysiology, 2011, 48(2) : 229-240.

[11]   Chaumon M, Bishop DVM, Busch NA. A practical guide to the selection of independent components of the electroencephalogram for artifact correction [J]. Journal of Neuroscience Methods, 2015, 250 : 47-63.

[12]   Frølich L, Andersen T, Mørup M. Classification of independent components of EEG into multiple artifact classes [J]. Psychophysiology, 2014, 52(1) : 32-45.

[13]   Pion-Tonachini L, Kreutz-Delgado K, Makeig S. ICLabel: An automated electroencephalographic independent component classifier, dataset, and website [J]. NeuroImage, 2019, 198 : 181-197.

[14]   Wójcik DK. Current Source Density (CSD) Analysis [M]//Jaeger D, Jung R. Encyclopedia of Computational Neuroscience. New York, NY; Springer New York. 2013 : 1-10.

[15]   Chaddad A, Wu Y, Kateb R, et al. Electroencephalography Signal Processing: A Comprehensive Review and Analysis of Methods and Techniques [J]. Sensors, 2023, 23(14) : 6434.

[16]   Hotelling H. Relations Between Two Sets of Variates [M]//Kotz S, Johnson NL. Breakthroughs in Statistics: Methodology and Distribution. New York, NY; Springer New York. 1992 : 162-190.

[17]   Zhang L, He C, He W, et al. Method for Removing EMG Artifacts Based on CCA and Low-Pass Filtering [J]. Journal of Data Acquisition & Processing, 2010, 25(2) : 255-258.

[18]   Gao J, Zheng C, Wang P. Online Removal of Muscle Artifact from Electroencephalogram Signals Based on Canonical Correlation Analysis [J]. Clinical EEG and Neuroscience, 2010, 41(1) : 53-59.

[19]   Huang L, Wang H. Blind Separation of EEG Based on Blind Deconvolution [J]. Journal of Northeastern University Natural Science, 2016, 37(8) : 1100-1103.

[20]   Chen L-L, Zou J-Z, Zhang J, et al. EEG Feature Extraction During Mental Fatigue and Relaxation by Principal Component Analysis [Z]. Advances In Cognitive Neurodynamics(Ⅱ). 2011: 371-374.10.1007/978-90-481-9695-1_59.

[21]　Zhang G, Carrasco CD, Winsler K, et al. Assessing the effectiveness of spatial PCA on SVM-based decoding of EEG data [J]. NeuroImage, 2024, 293 : 120625.

[22]　Zhao W, Qu J, Chai Y, et al. Classification of Seizure in EEG Signals Based on KPCA and SVM [Z]. Proceedings of the 2015 Chinese Intelligent Systems Conference. 2016: 201-207.10.1007/978-3-662-48365-7_21.

[23]　Sun L, Chang G, Tang H. Wavelet packet entropy in the analysis of EEG signals [Z]. 2006 8th International Conference on Signal Processing 2006 : 3268.

[24]　Cheng L, Li D, Li X, et al. The Optimal Wavelet Basis Function Selection in Feature Extraction of Motor Imagery Electroencephalogram Based on Wavelet Packet Transformation [J]. IEEE Access, 2019, 7 : 174465-174481.

[25]　Li Y, Zhang L, Li B, et al. The application study of wavelet packet transformation in the de-noising of dynamic EEG data [J]. BIO-MEDICAL MATERIALS AND ENGINEERING, 2015, 26 : S1067-S1075.

[26]　Songyun XIE, Hui PaN, Weiping Z. Feature extraction of EEG signal based on wavelet package and ICA [J]. Application Research of Computers, 2008, 25(9) : 2671-2673.

[27]　Yu L, Ieee. EEG De-noising Based on Wavelet Transformation [Z]. 2009 3rd International Conference on Bioinformatics and Biomedical. 2009 : 2539-2542.

[28]　Zhenbin GaO, Xi JIA, Zhicheng JIA. EEG Signal Denoising Based on Wavelet Transform [J]. Journal of hebei university of technology, 2006, 35(6) : 30-33.

[29]　Andres Munoz-Gutierrez P, Giraldo E, Bueno-Lopez M, et al. Localization of Active Brain Sources From EEG Signals Using Empirical Mode Decomposition: A Comparative Study [J]. FRONTIERS IN INTEGRATIVE NEUROSCIENCE, 2018, 12 : 55.

[30]　Zhu X, Lv S, Yu X, et al. Electroencephalogram Denoising Method Based on Improved EMD [J]. Computer Engineering, 2012, 38(1) : 151-153,156.

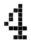

脑电信号特征分析

特征的精准性与有效性是确保 EEG 信号能够快速、高效分类的关键。通过对 EEG 信号进行深入的特征分析，可以提取出核心特征，过滤掉噪声和冗余信息，从而大大提高数据处理效率和分类准确性。借助这些提取的关键特征，BCI 系统不仅能够实时识别并响应用户意图，还能在不同应用场景中展现出更强的适应性和个性化能力。

EEG 信号特征分析包括两个主要步骤：特征提取和特征降维。特征提取是从原始 EEG 信号中提取对任务有用的信息，而特征降维则通过减少特征空间的维度来消除冗余和噪声。通过这种方式，BCI 系统在处理数据和过滤噪声等复杂任务时表现得更加出色。此外，精准的特征分析不仅提升了 BCI 系统的整体性能，还促进了对大脑活动模式的更深层次研究。这为未来的研究和应用奠定了坚实基础，使得 BCI 系统在实际应用中更加高效、可靠和智能化。本章将深入探讨 EEG 信号特征分析中的两个重要技术环节：特征提取和特征降维。

4.1 脑电信号特征提取

EEG 信号特征提取是从 EEG 信号中提取出具有代表性的信息，以便更好地进行分析和应用。通过有效的提取特征，可以揭示 EEG 信号的内在特性，进而提升 EEG 信号处理和模式识别的效率和准确性[1]。特征提取的质量直接关系到 EEG 信号后续分析的性能，因此在基于 EEG 信号的 BCI 领域中占据重要地位[2-4]。特征提取的主要目的是减少数据的维度，并整理和突出关键特征，从而优化数据的利用。当前，常用的特征提取方法包括时域特征提取法[5]、频域特征提取法[6]、时频域特征提取法[7]、空域特征提取法[8] 以及非线性特征提取法[9]。接下来本节将详细介绍这些特征提取技术，以期更好地理解和利用 EEG 信号，为 BCI 系统的开发与优化奠定坚实基础。

4.1.1　时域特征提取法

　　时域特征提取法是 EEG 信号分析中常用且关键的方法之一。EEG 信号的时域特征提取法是指在时间维度上对 EEG 信号进行分析和提取特征，主要通过统计 EEG 信号在一定时间段内的波动情况来描述信号的特性[10]。通过对 EEG 信号的时域参数进行统计分析，可以提取出具有代表性的信息。这些时域特征直观、明了，能够有效反映 EEG 信号的特性，为进一步分析和应用奠定基础。基本的时域特征包括均方根（Root mean square，RMS）[11]、标准差（Standard deviation，SD）[12]、峰度（Kurtosis，KURT）[13] 和偏度（Skewness，SKEW）[14] 等。此外，为了更全面地描述信号的时域特性，Hjorth 提出了三项时域特征，统称为 Hjorth 参数：活动性（Activity，HA）、移动性（Mobility，HM）和复杂度（Complexity，HC）[15]。这些特征不仅清晰地反映了 EEG 信号的主要特性，还为 EEG 信号分类和识别提供了丰富的信息。通过提取和分析这些特征，可以更深入理解 EEG 信号，从而在基于 EEG 信号的各类应用中取得更佳效果。以下是对一些主要时域特征及其计算方法的简介。

4.1.1.1　统计特征

（1）均值

均值表示 EEG 信号的一般水平，计算公式如式（4.1）。

$$MEAN = \frac{1}{N}\sum_{i=1}^{N} x_i \qquad (4.1)$$

式中，x_i 表示 EEG 信号 $x(t)$ 第 i 个样本点，计算对应 $i=1 \sim N$ 个采样点的平均值。

（2）均方根

均方根是一个比较常用的表征 EEG 信号的时域特征值，它在一定程度上体现 EEG 信号的有效值大小，计算公式如式（4.2）。

$$RMS = \sqrt{\frac{1}{N}\sum_{i=1}^{N} x_i^2} \qquad (4.2)$$

式中，N 表示样本点的数量，x_i 表示 EEG 信号 $x(t)$ 第 i 个样本点。

（3）标准差

标准差对于 EEG 信号来说，代表着其和平均值之间的离散化程度，衡量着 EEG 信号的波动大小，计算公式如式（4.3）。

$$SD = \sqrt{\frac{1}{N}\sum_{i=1}^{N}\left(x_i - \overline{x}\right)^2} \qquad (4.3)$$

（4）一阶差绝对值的平均值

一阶差绝对值的平均值是计算相邻元素的差的绝对值，并得到这些差值绝对值的平均数，计算公式如式（4.4）

$$diff1 = \frac{1}{N-1}\sum_{i=1}^{N-1}\left|x_{i+1} - x_i\right| \qquad (4.4)$$

（5）二阶差绝对值的平均值

二阶差绝对值的平均值是计算相邻一阶差分的差的绝对值，然后求其平均值，计算公式如式（4.5）。

$$diff\,2 = \frac{1}{N-2}\sum_{i=1}^{N-2}\left|x_{i+2} - x_i\right| \tag{4.5}$$

4.1.1.2 峰度

峰度描述的是数据分布的陡缓程度，能够刻画 EEG 信号非高斯性的大小。对于标准峰度，计算公式如式（4.6）。

$$KURT = \frac{\dfrac{1}{N}\displaystyle\sum_{i=1}^{N}(x_i - \overline{x})^4}{\left(\dfrac{1}{N}\displaystyle\sum_{i=1}^{N}(x_i - \overline{x})^2\right)^2} - 3 \tag{4.6}$$

若 $KURT \approx 0$，分布的峰态服从正态分布；若 $KURT > 0$，分布的峰态陡峭（高尖）；若 $KURT < 0$，分布的峰态平缓（矮胖）。

4.1.1.3 偏度

偏度反映了数据的偏斜方向和偏差程度，是衡量数据非对称性的数字特征，对于标准偏度，其计算公式如式（4.7）。

$$SKEW = \frac{\dfrac{1}{N}\displaystyle\sum_{i=1}^{N}(x_i - \overline{x})^3}{\left(\dfrac{1}{N}\displaystyle\sum_{i=1}^{N}(x_i - \overline{x})^3\right)^{\frac{3}{2}}} \tag{4.7}$$

$SKEW$ 的衡量是相对于正态分布来说的，正态分布的 $SKEW=0$，意味着数据分布是对称的，即数据的左右两侧相对称。若 $SKEW > 0$，则表示数据分布右偏，即数据分布有一条长尾在右；若 $SKEW < 0$，则表示数据

分布左偏，即数据分布有一条长尾在左。此外，*SKEW* 的绝对值越大，说明分布的偏移程度越严重，即数据更加倾向于分布在一个特定方向上。

4.1.1.4　Hjorth 参数

Hjorth 参数包含 3 个时域特征：活动性（Hjorth Acitivity，HA）、移动性（Hjorth Mobility，HM）和复杂度（Hjorth Complexity，HC），它们分别描述 EEG 信号在时域上的幅度、斜率及斜率变化率三个特性，其计算公式如式（4.8）～式（4.10）。

$$HA = \frac{1}{N}\sum_{i=1}^{N}(x_i - \overline{x})^2 \qquad (4.8)$$

$$HM = \sqrt{\frac{HA(x'(t))}{HA(x(t))}} \qquad (4.9)$$

$$HC = \frac{HM(x'(t))}{HM(x(t))} \qquad (4.10)$$

4.1.1.5　自回归模型系数

自回归模型（Autoregressive，AR）是利用时间点之间建模，模型提出一个时间点的采样值可以由其过去某个时间段内的所有标签值的线性组合表示。这个线性组合可以理解为对过去几个时间点的信息加权求和，每个过去时间点的信息都通过一个相应的权重反映对当前时间点的影响，具体公式如式（4.11）。

$$s(t) = \sum_{k=1}^{P} a(k)s(t-k) + e(t) \qquad (4.11)$$

式中，$s(t)$ 表示 EEG 数据，P 表示数据的阶数，$e(t)$ 是白噪声，$a(k)$ 表示估计的 AR 模型的参数。根据不同的研究，对于阶数 P 的选择具备一定的差异。如果阶数较低，则不能准确地表示数据，但如果阶数过高，则会增加噪声。当使用 AR 建模进行特征提取时，信号由 AR 系数 $a(k)$ 表示，AR 系数形成特征向量。这是时域中最流行的特征提取形式之一。

时域特征作为 EEG 信号的基础属性，具备直观、易于理解的优势。由于其提取过程计算简单，资源占用少，特别适用于实时处理和在线应用，如实时 BCI 系统中的 EEG 信号处理。通过时域特征的提取与分析，可以更精准地把握 EEG 信号的动态变化及其生理意义，从而为 BCI 等领域带来重要的突破。

4.1.2 频域特征提取法

大脑神经活动不仅在时间维度上有显著表现，频率成分也同样至关重要。不同的神经活动频率对应着大脑的不同功能状态和活动模式，因此，频域特征分析在 EEG 信号处理中至关重要[16]。通过提取和分析 EEG 信号的频率成分，能够更深入地获取和理解大脑活动的信息，从而提高信号识别与分类的准确性和可靠性。

在 EEG 信号的频域特征提取中，时域数据可以通过傅里叶变换转换为频域数据，从而实现更精细的分析[17]。EEG 信号通常划分为多个频段，如 δ 频段（0.5 ～ 4Hz）、θ 频段（4 ～ 8Hz）、α 频段（8 ～ 12Hz）、β 频段（12 ～ 30Hz）和 γ 频段（30 ～ 40Hz），每个频段对应不同的脑活动和认知状态。通过将时域数据转换为频域数据，研究者能够根据特定应用需求，选取最相关的 EEG 信号频段进行深入分析[17]。例如，在注意力监测、情绪识别和睡眠研究等领域，选取特定的 EEG 信号频段能够显著提高 EEG 信号分类的准确性和效率。

4.1.2.1 功率谱密度

在频域特征分析中，功率谱密度（Power spectral density，PSD）方法扮演着关键角色。PSD 描述了信号在各频率上的功率分布，是一个以频率为自变量的函数，揭示了 EEG 信号在不同频率段的能量特征[18]。利用 PSD 进行 EEG 信号特征提取的基本步骤将在本节详细探讨。

假设一个随机过程为 $X(t)$，则 $X(t)$ 的截断过程 $X_{\frac{T}{2}}(t)$ 可表示如式（4.12）。

$$X_{\frac{T}{2}}(t) = \begin{cases} X(t), & |t| \leqslant \dfrac{T}{2} \\ 0, & |t| > \dfrac{T}{2} \end{cases} \qquad (4.12)$$

式中，$\dfrac{T}{2}$ 为截断阈值。

计算积分，得到能量 $E_{X_{\frac{T}{2}}}$ 如式（4.13）。

$$E_{X_{\frac{T}{2}}} = \int_{-\frac{T}{2}}^{\frac{T}{2}} X^2(t)\mathrm{d}t = \int_{-\infty}^{\infty} X_{\frac{T}{2}}^2(t)\mathrm{d}t \qquad (4.13)$$

求导，得到平均功率 $P_{X_{\frac{T}{2}}}$ 如式（4.14）。

$$P_{X_{\frac{T}{2}}} = \frac{1}{T}\int_{-\infty}^{\infty} X_{\frac{T}{2}}^2(t)\mathrm{d}t \qquad (4.14)$$

根据 Parseval 定理，式（4.14）改写为：

$$P_{X_{\frac{T}{2}}} = \frac{1}{T}\int_{-\infty}^{\infty} \left| X_{\frac{T}{2}}^2(f) \right|^2 \mathrm{d}f \qquad (4.15)$$

式中，$X_{\frac{T}{2}}(f)$ 是 $X_{\frac{T}{2}}(t)$ 的傅里叶变换。

计算期望值，得到总体的平均功率如下：

$$\overline{P}_{X_{\frac{T}{2}}} = E\left[P_{X_{\frac{T}{2}}} \right] = \frac{1}{T}\int_{-\infty}^{\infty} E\left[\left| X_{\frac{T}{2}}^2(f) \right|^2 \right] \mathrm{d}f \qquad (4.16)$$

计算 $\dfrac{T}{2} \to \infty$ 时 $\overline{P}_{X_{\frac{T}{2}}}$ 极限，得到平均功率 $\overline{P}_X$ 如式（4.17）。

$$\overline{P}_X = \lim_{\frac{T}{2}\to\infty}\frac{1}{T}\int_{-\infty}^{\infty}E\left[\left|X_{\frac{T}{2}}(f)\right|\right]\mathrm{d}f = \int_{-\infty}^{\infty}\lim_{\frac{T}{2}\to\infty}\frac{E\left[\left|X_{\frac{T}{2}}(f)\right|\right]}{T}\mathrm{d}f \tag{4.17}$$

式（4.17）中的被积函数便是功率谱密度 $S(f)$，表达式如式（4.18）。

$$S(f) = \lim_{\frac{T}{2}\to\infty}\frac{E\left[\left|X_{\frac{T}{2}}(f)\right|\right]}{T} \tag{4.18}$$

由此，函数 $S(f)$ 可以表征每一个最小极限单位的频率分量所拥有的功率大小。

4.1.2.2 加权平均频率

加权平均频率（Intensity weighted mean frequency，IWMF），也称为平均频率，通过归一化功率谱密度（PSD）给出频率分布的均值，定义为：

$$IMWF(X) = \sum_k x[k]f[k] \tag{4.19}$$

式中，$x[k]$ 是 EEG 在频率 $f[k]$ 对应的归一化 PSD。

4.1.2.3 加权带宽

加权带宽（Intensity weighted bandwidth，IWBW）又称标准差频率，是 PSD 宽度的一个度量，定义为：

$$IMBF(X) = \sqrt{\sum_k x[k](f[k]-IMWF(x))^2} \tag{4.20}$$

式中，$x[k]$ 是归一化 PSD。

4.1.2.4 谱质心

谱质心（Spectral Centroid，SC）是频率成分的重心，是在一定频率范围内通过能量加权平均的频率，它是信号的频率分布和能量分布的重要信息。谱质心就是能量分布频率的一阶矩阵，能够反应频率的基频特性。更高的 SC 值对应于更多的信号能量集中在更高的频率内，其计算公式如式（4.21）

$$SC = \frac{\sum_{n=1}^{N} f(n)E(n)}{\sum_{n=1}^{N} E(n)} = \sum_{n=1}^{N} f(n)P(E(n)) \qquad （4.21）$$

式中，f 为信号频率，$E(n)$ 是时域信号 $x(t)$ 傅里叶变换后对应的频率谱能量。

4.1.2.5　谱熵

谱熵（Spectral entropy，SE）是测量随机过程不确定性的指标，SE 值较低意味着频率分布在某些频带内很集中，反之则分散。其计算类似于香农熵，但将概率分布替换为归一化 PSD，计算过程如下：

$$SE(X) = -\sum_{k} x[k] \lg x[k] \qquad （4.22）$$

其中 $x[k]$ 是归一化 PSD。

4.1.3　时频域特征提取法

EEG 信号是一种非平稳的生理信号，其频率成分会随着脑神经活动和认知过程的变化而发生变化。单独使用时域或频域特征提取方法难以全面描述 EEG 信号的复杂特性。因此，时频域特征提取方法应运而生，以结合时间和频率信息，更准确地表征 EEG 信号的特性[19]。常见的时频特征提取方法包括短时傅里叶变换（Short time fourier transform，STFT）[20]、小波变换（Wavelet transform，WT）[21] 和小波包变换（Wavelet packet transform，WPT）[22]。

STFT 通过将信号分割为短时间窗口，并对每个窗口执行傅里叶变换来分析非平稳信号[23]。然而，由于 STFT 使用固定的滑动窗口函数，导致其自适应能力有限。相比之下，WT 通过小波函数进行多尺度分析，能够在不同尺度上捕捉信号的变化，克服了 STFT 的部分局限性[24]。然而，WT 在分解信号时仅对低频子带进行分解，无法对高频子带进行同样高分辨率的提取。为解决这一问题，WPT 对 WT 进行了进一步细化，使其在时频域中实现了更精细的信号分解，不仅能够分解低频部分，还对高频部分进行了处理[25]。具体来说，WPT 将原始信号按照如图 4.1 所示的层次结构向下分解，其中 A 代表低频，D 代表高频，数字代表分解的层数。通过这种方式，WPT 能够避免冗余信息的产生，同时确保关键信号特征不被遗漏[26]。因此，WPT 算法能够更加准确地捕捉和反映 EEG 信号的本质特征，从而提升 EEG 信号处理与分析的效果。

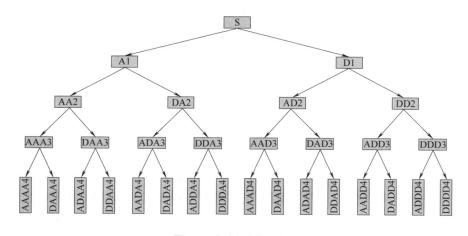

图 4.1   小波包变换示意图

4.1.4   空域特征提取法

共空间模式（Common Spatial Pattern，CSP）是一种用于两分类任务的空域滤波特征提取算法，主要用于从 EEG 信号中提取每一类别的空间特征[27]。其核心原理是通过矩阵对角化，找到一组最优的空间滤波器，将信号投影在这些滤波器上，以最大化两类信号之间方差的差异，从而获得具有较高区分度的特征向量[28]。CSP 算法通过设计空间滤波器来处理 EEG 信号中的空间信息，从而提取高区分度的特征向量。以下是 CSP 算法的具体步骤。

假如两种不同类别的 EEG 信号 X_1 和 X_2 表示如式（4.23）。

$$X_k = \begin{bmatrix} x_1(1) & x_1(2) & \cdots & x_1(T) \\ x_2(1) & x_2(2) & \cdots & x_2(T) \\ \vdots & \vdots & \vdots & \vdots \\ x_N(1) & x_N(2) & \cdots & x_N(T) \end{bmatrix} \tag{4.23}$$

式中，N 为 EEG 信号的通道数，T 为采样点数，$k=1$，2。

X_1 和 X_2 归一化后的协方差矩阵如下：

$$R_1 = \frac{X_1 X_1^{\mathrm{T}}}{trace(X_1 X_1^{\mathrm{T}})} \tag{4.24}$$

$$R_2 = \frac{X_2 X_2^{\mathrm{T}}}{trace(X_2 X_2^{\mathrm{T}})} \tag{4.25}$$

式中，X^{T} 为 X 矩阵的转置，$trace(X_k X_k^{\mathrm{T}})$ 为矩阵 $X_k X_k^{\mathrm{T}}$ 的迹。

计算混合空间协方差矩阵 R，如式（4.26）。

$$R = \overline{R}_1 + \overline{R}_2 \tag{4.26}$$

式中，$\overline{R}_1$ 和 $\overline{R}_2$ 为两种不同类别任务实验的平均协方差矩阵。

对混合空间协方差矩阵 R 进行特征值分解，如下：

$$R = U \Lambda U^{\mathrm{T}} \tag{4.27}$$

式中，U 是矩阵的 R 特征向量组成的矩阵，Λ 为对应的特征值组成的对角矩阵。

构造白化矩阵 $\boldsymbol{P}$，如式（4.28）。

$$\boldsymbol{P} = \sqrt{\boldsymbol{\Lambda}^{-1}}\boldsymbol{U}^{\mathrm{T}} \tag{4.28}$$

使用白化矩阵 $\boldsymbol{P}$ 对矩阵 $\boldsymbol{R}_1$ 和 $\boldsymbol{R}_2$ 进行变换，得到式（4.29）和式（4.30）。

$$\boldsymbol{S}_1 = \boldsymbol{P}\boldsymbol{R}_1\boldsymbol{P}^{\mathrm{T}} \tag{4.29}$$

$$\boldsymbol{S}_2 = \boldsymbol{P}\boldsymbol{R}_2\boldsymbol{P}^{\mathrm{T}} \tag{4.30}$$

对矩阵 $\boldsymbol{S}_1$ 和 $\boldsymbol{S}_2$ 进行主分量分解，得到式（4.31）和式（4.32）。

$$\boldsymbol{S}_1 = \boldsymbol{B}_1\boldsymbol{\Lambda}_1\boldsymbol{B}_1^{\mathrm{T}} \tag{4.31}$$

$$\boldsymbol{S}_2 = \boldsymbol{B}_2\boldsymbol{\Lambda}_2\boldsymbol{B}_2^{\mathrm{T}} \tag{4.32}$$

式中，矩阵 $\boldsymbol{S}_1$ 和 $\boldsymbol{S}_2$ 有相同的特征向量，即：

$$\boldsymbol{B}_1 = \boldsymbol{B}_2 = \boldsymbol{B} \tag{4.33}$$

同时，两个由特征值组成的对角阵 $\boldsymbol{\Lambda}_1$ 和 $\boldsymbol{\Lambda}_2$ 之和为单位矩阵，满足式（4.34）。

$$\boldsymbol{\Lambda}_1 + \boldsymbol{\Lambda}_2 = \boldsymbol{I} \tag{4.34}$$

因此，$\boldsymbol{S}_1$ 的最大特征值所对应的特征向量使 $\boldsymbol{S}_2$ 有最小的特征值，反之亦然。以此保障了两类信号差异最大化。

构造最优空间滤波器如下：

$$\boldsymbol{W} = \boldsymbol{B}^{\mathrm{T}}\boldsymbol{P} \tag{4.35}$$

对 EEG 信号进行空间滤波，得到如下：

$$\boldsymbol{Z}_k = \boldsymbol{W}\boldsymbol{X}_k \tag{4.36}$$

最后，计算矩阵 $\boldsymbol{Z}_k$ 的特征向量，就得到了两类特征差别最大的特征向量。

在上述内容中，CSP 算法主要用于二分类任务。然而，在实际应用中，基于 EEG 信号的 BCI 系统通常需要解决多分类问题，这就要求对 CSP 算法进行扩展，以应对多分类的挑战。为此，常用的一对多（One Versus Rest，OVR）或一对一（One Versus One，OVO）策略可以将 CSP 算法从二分类拓展到多分类问题中。OVR 策略的核心思想是将多分类问题中的一类看成一类，其余的类别看成一类，将其转换为多个二分类问题，然后应用 CSP 算法多次提取特征向量，并将这些特征输入分类器中进行最终的分类。另外，OVO 策略通过将多分类任务划分为多个两两类别组合的二分类任务，然后再多次使用二分类 CSP 算法。通过使组合中的两类别信号方差达到最大差异化，得到区分度较高的特征向量，随后用于分类模型中完成最终分类任务。

4.1.5 非线性特征提取法

EEG 信号具有复杂性和不规则性，使用线性方法难以进行有效分析。因此，如何高效地分析和解释 EEG 信号成为了一个挑战性课题。随着非线性动力学技术的发展，研究者们逐渐认识到，大脑并非简单的线性系统，而是一个具备非线性与混沌特性的复杂动态系统[29]。非线性动力学理论为理解 EEG 信号提供了全新的视角和工具，能够更深入地揭示其中隐藏的信息和规律。EEG 信号作为大脑信息的输出，包含诸多非线性特征，如熵、相关维数和李雅普诺夫指数等。在这些非线性特征中，熵特征被广泛认为是反映非线性 EEG 信号复杂性的有效工具[30]。熵特征用于描述随机变量的不确定性，当随机事件发生的不确定性增大时，其熵值也会相应增大。在基于 EEG 信号的 BCI 领域中，能够有效地表征大脑活动状态的熵特征包括近似熵（Approximate entropy，ApEn）[31, 32]、样本熵（Sample entropy，SampEn）[33]、模糊熵（Fuzzy entropy，FuEn）[31] 和排列熵（Permutation entropy，PeEn）[34, 35]。以下将详细介绍这些熵特征。

4.1.5.1 熵值

（1）近似熵

近似熵是一个随机复杂度，为序列相邻的 m 个点所连成折线段的模式的相互近似的概率与由 $m+1$ 个点所连成折线段的模式的相互近似的概率之差，反映维数改变时产生新模式的可能性的大小。熵值的大小对应复杂系统的不规则性，越是不规则的时间序列对应的熵值越大。计算过程如下。

设存在一个以等时间间隔采样获得的 N 维的时间序列 $u(1)$，$u(2)$，$\cdots$，$u(N)$；以 m 为窗，将时间序列分为 $N-m+1$ 个序列，重构 m 维向量 $X(1)$，$X(2)$，$\cdots$，$X(N-m+1)$，其中，$X(i)=[u(i), u(i+1), \cdots, u(i+m-1)]$；对于 $1 \leqslant i \leqslant N-m+1$，统计满足以下条件的向量数：

$$C_i^m(r) = \frac{\text{number of } X(j) \text{ such that } d[X(i), X(j)] \leqslant r}{N-m+1} \qquad (4.37)$$

式中，r 为实数，表示"相似度"的度量值；j 的取值范围为 $[1, N-m+1]$，包括 $j=i$；d 为向量 $X(i)$ 与 $X(j)$ 之间的最大距离，由 $X(i)$ 与 $X(j)$ 中对应元素之间差值绝对值的最大值决定；$d[X(i), X(j)]$ 可以表示为：

$$d[X(i), X(j)] = \max\left\{|u(i+k)-u(j+k)|\right\}, \ k=0,1,\cdots,m-1 \qquad (4.38)$$

计算 $C_i^m(r)$ 的对数，并求其对所有 i 值的平均值，记为 $\Phi^m(r)$，表达式如式（4.39）。

$$\Phi^m(r) = \frac{1}{(N-m+1)}\sum_{i=1}^{N-m+1}\lg(C_i^m(r)) \qquad (4.39)$$

将维数 m 加 1 变为 $m+1$，重复上述步骤计算 $\Phi^{m+1}(r)$，可得 $ApEn$ 的计算公式如式（4.40）。

$$ApEn = \Phi^m(r) - \Phi^{m+1}(r) \tag{4.40}$$

（2）样本熵

样本熵是一种用来描述时间序列复杂度的指标，也是衡量时间序列变化幅度的一种方式。随着熵值的增大，时间序列的复杂度也相应增加。下面简要叙述其计算方法。

设存在一个以等时间间隔采样获得的 N 维的时间序列 $u(1)$，$u(2)$，$\cdots$，$u(N)$；以 m 为窗，将时间序列分为 $N-m+1$ 个序列，重构 m 维向量 $X(1)$，$X(2)$，$\cdots$，$X(N-m+1)$，其中，$X(i)=[u(i)$，$u(i+1)$，$\cdots$，$u(i+m-1)]$；对于 $1 \leqslant i \leqslant N-m+1$，统计满足以下条件的向量数：

$$B_i^m(r) = \frac{\text{number of } X(j) \text{ such that } d[X(i), X(j)] \leqslant r}{N-m}, i \neq j \tag{4.41}$$

式中，r 为实数，表示"相似度"的度量值；j 的取值范围为 $[1$，$N-m+1]$，但是 $j \neq i$；d 为向量 $X(i)$ 与 $X(j)$ 之间的最大距离，由 $X(i)$ 与 $X(j)$ 中对应元素之间差值绝对值的最大值决定；$d[X(i)$，$X(j)]$ 可以表示如式（4.42）。

$$d[X(i), X(j)]=\max\{|u(i+k)-u(j+k)|\}, k = 0,1,\cdots,m-1, i \neq j \tag{4.42}$$

求 $B_i^m(r)$ 对所有 i 值的平均值，记为 $B^m(r)$，表达式如式（4.43）。

$$B^m(r) = \frac{1}{N-m+1} \sum_{i=1}^{N-m+1} B_i^m(r) \tag{4.43}$$

令 $k=m+1$ 重复上述步骤，得 $A^k(r)$ 如式（4.44）。

$$A^k(r) = \frac{1}{(N-k+1)} \sum_{i=1}^{N-k+1} A_i^k(r) \tag{4.44}$$

SampEn 的计算公式为：

$$SampEn = \ln B^m(r) - \ln A^k(r) \qquad （4.45）$$

（3）模糊熵

模糊熵衡量的也是新模式产生的概率大小，测度值越大，新模式产生的概率越大，即时间序列复杂度越大。计算过程如下。

对于给定的 N 维的时间序列 $u(1)$，$u(2)$，$\cdots$，$u(N)$；以 m 为窗，将时间序列分为 $N-m+1$ 个序列，其中第 i 个序列窗的表达式如式（4.46）。

$$\boldsymbol{X}(i) = [u(i), u(i+1), \cdots, u(i+m-1)] - u_0(i), \quad 1 \leqslant i \leqslant N-m+1$$
$$（4.46）$$

式中，m 为相空间维数，且 $m \leqslant N-2$；$u_0(i)$ 是 m 个连续 $u(i)$ 的均值，表达式如式（4.47）。

$$u_0(i) = \frac{1}{m} \sum_{k=0}^{m-1} u(i+k) \qquad （4.47）$$

计算向量 $\boldsymbol{X}(i)$ 和 $\boldsymbol{X}(j)$ 之间的最大距离 d_{ij}^m，定义为 $\boldsymbol{X}(i)$ 和 $\boldsymbol{X}(j)$ 中对应元素之间差值绝对值的最大值，可表示为：

$$d_{ij}^m = d\big[\boldsymbol{X}(i), \boldsymbol{X}(j)\big] = \max_{p=1, 2, \cdots, m} \big(\big|u(i+p-1) - u_0(i)\big| - \big|u(j+p-1) - u_0(j)\big|\big)$$
$$（4.48）$$

根据最大距离 d_{ij}^m 计算 $\boldsymbol{X}(i)$ 和 $\boldsymbol{X}(j)$ 之间的相似度 D_{ij}^m，此处使用指数模糊隶属函数对相似度进行度量，表达式为：

$$D_{ij}^m = \exp\left[\left(-d_{ij}^m\right)^s \big/ r\right] \qquad （4.49）$$

式中，s 和 r 分别为指数函数的梯度和宽度。

对除自身以外的所有序列窗之间的相似度求平均得到平均隶属度的表

达式为：

$$\phi^m(r) = \frac{1}{N-m} \sum_{i=1}^{N-m} \frac{1}{N-m-1} \sum_{j=1, i \neq j}^{N-m} A_{ij}^m \qquad (4.50)$$

将维数 m 加 1 变为 $m+1$，重复以上步骤得到 $\phi^{m+1}(r)$，可得 $FuEn$ 的计算公式如下：

$$FuEn = \ln \phi^m(r) - \ln \phi^{m+1}(r) \qquad (4.51)$$

（4）排列熵

排列熵也是用于衡量时间序列复杂程度的指标，其在计算重构子序列之间的复杂程度时引入了排列的思想。熵值的大小衡量了时间序列的随机变化程度，熵值越大，表示时间序列越随机，信号越复杂；反之，则说明时间序列越规则，信号复杂度较小。计算过程如下。

对时间序列 $\{X(i), i=1, 2, \cdots, n\}$ 进行相空间重构，并且得到矩阵表达式为：

$$\begin{bmatrix} x(1) & x(1+\tau) & \cdots & x(1+(m-1)\tau) \\ \vdots & \vdots & & \vdots \\ x(j) & x(j+\tau) & \cdots & x(j+(m-1)\tau) \\ \vdots & \vdots & & \vdots \\ x(k) & x(k+\tau) & \cdots & x(k+(m-1)\tau) \end{bmatrix} \qquad (4.52)$$

式中，m 是嵌入维数；τ 是延时因子；$k=n-(m-1)\tau$；$j=1, 2, \cdots, k$；矩阵共有 k 个重构分量，每个重构分量有 m 维嵌入元素。

根据数值大小按照升序对重构矩阵中的第 j 个分量 $x(j)$，$x(j+\tau)$，$\cdots$，$x[j+(m-1)\tau]$ 重新排列，得到表达式如式（4.53）。

$$x[i+(j_1-1)\tau] \leqslant x[i+(j_2-1)\tau] \leqslant \cdots \leqslant x[i+(j_m-1)\tau] \qquad (4.53)$$

式中，$j_1, j_2, \cdots, j_m$ 表示重构分量中各个元素的下标索引。如果重构分量中有两个或更多个相等的值，比如 $x[i+(j_1-1)\tau] = x[i+(j_2-1)\tau]$ 时，

则需要根据 j_1 和 j_2 的大小来进行排序。满足 $j_1 < j_2$ 即可，此时有 $x[i+(j_1-1)\tau] \leqslant x[i+(j_2-1)\tau]$。

每个重构分量都可以得到一个重构符号序列，表示如下：

$$S(l) = (j_1, j_2, \cdots, j_m) \tag{4.54}$$

式中，$l=1, 2, \cdots, k$，满足 $k \leqslant m!$。

每个重构分量是 m 维空间，映射到 m 维符号序列，共有 $m!$ 种排列方式。计算每一种 m 维符号序列的概率 P_1, P_2, $\cdots$, P_k。然后，根据信息熵的定义，时间序列 $X(i)$ 的 $PeEn$ 的表达式如式（4.55）。

$$PeEn(m) = -\sum_{j=1}^{k} P_j \ln P_j \tag{4.55}$$

特征提取是基于 EEG 信号的 BCI 领域中至关重要的一环，其将原始 EEG 信号转换为更具信息量且更容易处理的表示形式。通过选择和提取最具信息量的特征，可以改善 EEG 信号的表达形式，从而提高 BCI 系统的性能。

4.1.5.2　Hurst 指数

Hurst 指数，又称为赫斯特指数或赫斯特维特指数，是一种用于分析时间序列数据的统计指标，可以理解为时间序列的长期趋势以及预测未来趋势的稳定性。Hurst 指数的计算方式有很多，包括聚合方差法（Aggregated Variance method），R/S 分析法（R/S method），周期图法（Periodogram method），绝对值法（Absolute Value method），残差方差法（Variance of residuals），小波分析法（Abry-Veitch method），Whittle 法（Whittle estimator）。其中 R/S 分析法，即重标极差分析法最为常用，首先计算 i 个数据点的平均误差为：

$$e_i(n) = \sum_{j=1}^{i} (x_j - \bar{x}), i = 1, 2, \cdots, n \tag{4.56}$$

式中，$\bar{x}$ 是前 n 个数据点的平均值，$1 \leqslant n \leqslant N$，$N$ 为样本数据点的长度。第二步计算对应于 n 的平均误差的最大值和最小值之间的差值，即：

$$R(n) = \max_{1 \leqslant i \leqslant n} \{e_i(n)\} - \min_{1 \leqslant i \leqslant n} \{e_i(n)\}, n = 1, 2, \cdots, N \qquad （4.57）$$

在根据标准差 $S(n)$，可重新定义重标极差（R/S）为：

$$\frac{R(n)}{S(n)} = \frac{\max\limits_{1 \leqslant i \leqslant n} \{e_i(n)\} - \min\limits_{1 \leqslant i \leqslant n} \{e_i(n)\}}{\sqrt{\dfrac{1}{n} \sum\limits_{i=1}^{n} (x_i - \bar{x})^2}}, n = 1, 2, \cdots, N \qquad （4.58）$$

Hurst 发现 $R(n)/S(n)$ 与 n 之间有指数关系，即：

$$\frac{R(n)}{S(n)} = a \times n^H, n = 1, 2, \cdots, N \qquad （4.59）$$

式中，H 就是 Hurst 指数，α 为系数。

$$H(n) = \lg[R(N) / S(N)] / \lg(n), n = 1, 2, \cdots, N \qquad （4.60）$$

其中，Hurst 指数理解为时序序列的长期趋势，数值在 0 ～ 1 之间。当 H=0.5，则表明时序序列为随机游走，表明脑电信号是接近随机的，现在的数值并不会影响未来的发展趋势；$0.5 < H < 1$，则表明具备长期记忆，未来的变化会和过去的趋势有关联，且继续保持现有的趋势可能性很强；$0 < H < 0.5$，则表示长期记忆转弱，即未来的趋势和过去相反。

4.1.5.3　分形维数

分形维数（Fractal dimension，FD）是一种自我相似度的度量，该算法是计算一个模式在时间序列中重复的次数，从而测量信号中的自相似性。常用于量化信号或过程的复杂性，是一种在脑电信号中常用到的非线性特征提取方式。计算分形维数的方法有很多，但被广泛接受的包括 Higuchi、Katz 和 Petrosian 的方法，其中最广泛使用的分形维数估计是通过 Higuchi 方法获得的，计算过程如下。

对于信号序列 $x(1), x(2), \cdots, x(N)$，从信号初始值，一个自相关时间序列 $\boldsymbol{X}_k^m$ 的计算公式为 $\boldsymbol{X}_k^m: x(m), x(m+k), x(m+2k), \cdots, x(m+\text{int}[(N-k)/k]k)$

对于 $m=1, 2, \cdots, k$，m 是起始时间点，k 是时间间隔，$k=1, 2, \cdots, k_{max}$，k_{max} 是一个可选的参数。$\text{int}(r)$ 是指 r 的整数部分。对于每个时间点 k 或者时序 $\boldsymbol{X}_k^m$，序列的"长度" $L_m(k)$ 的计算公式为：

$$L_m(k) = \frac{1}{k}\left[\left(\sum_{i=1}^{\text{int}\left(\frac{N-m}{k}\right)} |x(m+ik) - x(m+(i-1)k)|\right) \frac{N-1}{\text{int}\left[\frac{N-m}{k}\right]k}\right] \quad (4.61)$$

式中，N 是时序数据 X 长度，$(N-1)/\{\text{int}[(N-m)/k]k\}$ 是归一化因子。对 $L_m(k)$ 的所有 m 计算平均值，对于每个 $k=1, 2, \cdots, k_{max}$，计算公式如式 （4.62）。

$$L(k) = \frac{\sum_{m=1}^{k} L_m(k)}{k} \quad （4.62）$$

得到了一个平均值数组 $L(k)$，并通过 $\ln(L(k))$ 与 $\ln(1/k)$ 的最小二乘线性拟合的斜率来估计 FD。

$$FD = \ln(L(k))/\ln(1/k) \quad （4.63）$$

4.1.5.4 去趋势化

去趋势化（Detrended fluctuation analysis，DFA）是对非稳态信号处理的一种常用方法。该方法可以理解为，信号本身具有内在的某种联系和特征，但是由于采集到的信号存在外部的噪声，使得信号内部信息之上叠加了多项式趋势信号，使得信号内部联系无法明确找到。DFA 方法通过滤去序列中的各阶趋势成分，可以有效避免由于噪声和信号的不稳定而表现出来的伪关联的干扰。具体的算法如下所示。

首先对于长度为 N 的时间序列 $x(t)$，$t=1$，2，$\cdots$，N，计算累积离差，并形成新的时间序列 $y(t)$。

$$y(t) = \sum_{i=1}^{t}\left[x(i) - \bar{x}\right] \tag{4.64}$$

式中，$\bar{x}$ 是时间序列的平均值：$\bar{x} = \dfrac{1}{N}\sum_{t=1}^{N}x(t)$。将 $y(t)$ 以相等长度 n 划分成不重叠的 m 个区间，其中 n 为时间尺度，m 为 N/n 的整数部分。对于每段序列采用最小二乘法拟合出局部的趋势 $y_n(t)$，对 $y(t)$ 减去每个区间的局部趋势，并计算新的序列的均方根，如式（4.65）。

$$F(n) = \sqrt{\frac{1}{N}\sum_{t=1}^{N}\left[y(t) - y_n(t)\right]^2} \tag{4.65}$$

4.1.5.5 李雅普诺夫指数

李雅普诺夫指数（Lyapunov Exponent，LE）是衡量系统非线性特征的重要指标，也是用来衡量系统是否混沌的重要指标。系统混沌是指一种复杂的动态行为，在这种状态下，系统对初始条件的微小变化非常敏感。即使是很小的变化，也会导致完全不同的结果。混沌系统看似随机，但实际上是由确定的规则驱动的。例如有天气变化和一些自然现象，它们都体现了这种不可预测性和复杂性。简单来说，混沌意味着系统在长时间内变得非常复杂，难以预测。李雅普诺夫指数大于 0 时，系统对初始条件非常敏感，轨迹会迅速分散，说明系统是混沌的；当等于 0 时，系统稳定，没有混沌；当小于 0 时，表示对初始条件不敏感，说明没有混沌。综合来说，李雅普诺夫指数越大，表明系统局部稳定性越差。

在脑电信号相关的研究中，是通过估算 LE 的最大值进行特征分析，其中主要的方法有 Wolf 方法、Jocobian 方法、P- 范数方法等，而 Wolf 方法较为流行，其计算过程如下。

对于时间序列 x_1，x_2，$\cdots$，x_k，时间延迟为 τ，嵌入维度为 m，则重构的像空间则可以表示为：

$$Y(t_i) = x(t_i), x(t_i + \tau), \cdots, x(t_i + (m-1)\tau) \qquad (4.66)$$

取一个初始点 $Y(t_0)$，找到其最近的点，计算两点之间的额定距离 L_0，计算两点之间的距离随着时间的变化，直到 t_1 时刻两点的距离超过阈值 ε，即：

$$L_0 = |Y(t_1) - Y(t_0)| < \varepsilon \qquad (4.67)$$

然后保留 $Y(t_1)$，并继续寻找下一个点，使得：

$$L_1 = |Y(t_2) - Y(t_1)| < \varepsilon \qquad (4.68)$$

直至完成整个时间序列，总次数为 M，利用如式（4.69）计算最大的李雅普诺夫指数：

$$\lambda = \frac{1}{t_M - t_0} \sum_{i=0}^{M} \ln \frac{L_i'}{L_i} \qquad (4.69)$$

4.1.5.6 局部二值化

局部二值化（Local Binary Pattern，LBP）经常用到图像处理中，是一种非常流行的特征提取方法。主要的思想是，对二维图像中的每个像素，通过将其值与中心像素的值进行比较，进而生成一个二进制码。比较传统的 LBP 算子只考虑像素的八个邻居，但该定义已扩展到包括任意数量像素的所有圆形邻域。可以根据邻居的不同定义不同的 LBP 算子。计算公式如下：

$$t = G(x_i) - G(x) \qquad (4.70)$$

$$LBP(x) = \sum_{i=0}^{P} S(t)2^i \qquad (4.71)$$

式中，$S(t)$ 是符号函数，定义如下：

$$S(t) = \begin{cases} 1, t \geqslant 0 \\ 0, t < 0 \end{cases} \qquad (4.72)$$

式中，x 是中心像素的位置，x_i 是第 i 个邻居像素的位置，$G(x)$ 是像素的强度值。将 LBP 应用到脑电信号中的一个方法是对脑电信号提取一维的 LBP。其已经应用在了声音信号处理中，用以检测信号的非平稳性。一维 LBP 的计算和二维 LBP 非常形似，它是对时间序列数据中的样本邻域进行顺序分析。对于信号中的每个数据样本，通过将其值与中心样本的值进行阈值化来生成一个二进制码。这个过程在整个信号中迭代进行，具体公式如下。

$$t = P_i - P_c \qquad (4.73)$$

$$LBP(x) = \sum_{i=0}^{P} F(t)2^i \qquad (4.74)$$

$$F(t) = \begin{cases} 1, t \geqslant 0 \\ 0, t < 0 \end{cases} \qquad (4.75)$$

式中，P_i 和 P_c 分别表示邻居的值和中心值。

4.1.6　黎曼几何

黎曼（Riemannian）几何，是一种研究曲面和平滑空间的数学分支。它被用来定义和计算与数据相关的距离和相似性的度量，非常适合处理像 EEG 信号这样具有内在结构的数据。黎曼几何在许多领域有广泛应用，包括物理学、工程学、计算机科学等。

下面简要介绍黎曼几何的一些关键词。

① 流形　流形是通过局部类似于欧几里得空间的空间进行局部分析。可以在其中定义距离和角度。黎曼几何主要研究光滑流形。流形可以看作是一个光滑的曲面或高维空间，尽管它的整体形状可能是复杂的。

② 黎曼度量　在流形上，黎曼几何引入了一种度量，称为黎曼度量，它使得可以测量流形上的长度、面积和体积等几何量。黎曼度量是一个在每个点定义的内积，使得可以计算切向量之间的距离。黎曼度量不仅可以计算两点之间的距离，还能帮助我们理解物体在曲面上的运动，它为研究流形的几何性质提供了工具。

③ 曲率　曲率是黎曼几何的一个核心概念，用于描述流形的"弯曲"程度。常见的曲率指标包括高斯曲率和黎曼曲率张量。曲率可以帮助我们理解流形的形状以及其几何性质。

④ 测地线　测地线是流形上两点之间的最短路径。黎曼几何中的测地线是定义在黎曼度量下的，类似于欧几里得空间中的直线。

将黎曼几何应用于脑科学研究，能够更有效地探测脑电信号之间的潜在关系。这种方法在解码和分析方面通常表现得优于直接在欧几里得空间中进行处理。在许多脑相关研究中，协方差矩阵常被用作脑电信号的空间特征。例如，在共空间模式（Common Spatial Pattern，CSP）等一系列空间滤波器中，计算信号矩阵的协方差是第一步，以表示其空间特性。

然而，协方差矩阵具有对称且正定的特性。如果直接使用欧几里得距离进行计算，可能会引发一些负面影响，如膨胀效应。当通过欧几里得度量计算时，正定对称矩阵的行列式会显著增大，这可能导致后续算法无法收敛或产生 NaN 值。此外，还可能出现超流形效应，即计算出的均值超出原有范围。

为了解决这些问题，引入了黎曼几何，通过在黎曼几何框架下描述在流形空间中各个点之间的关系，能够消除上述负面影响。在流形的概念中，可以将其视为一个空间，表现为低维流形映射到高维空间中的数据。例如，一个在二维空间中的抹布可以在三维空间中扭曲，从而形成一个二维流形嵌入三维空间的情形。流形空间主要用于降维，而许多降维算法最初采用的是欧几里得距离。然而，使用欧几里得距离会带来一些问题，最著名的例子是瑞士卷现象。在某些情况下，欧几里得距离可能忽视数据内部的特征，并且流形空间中处理协方差矩阵也具有优势。例如，对于特定窗函数下的两个通道电极信号 $x_1(t)$ 和 $x_2(t)$，信号的协方差矩阵如式（4.76）。

$$C_k = \begin{pmatrix} Var(x_1) & Cov(x_1, x_2) \\ Cov(x_2, x_1) & Var(x_2) \end{pmatrix} \qquad (4.76)$$

这个二维的协方差矩阵由三个元素决定，分别为 $Var(x_1)$、$Var(x_2)$、$Cov(x_1, x_2)$。在三维空间中建立坐标轴，则 C_k 是这个空间中的数据点。从式（4.76）可以看出协方差矩阵是对称正定矩阵（Symmetric positive-definite，SPD）。根据 Cauchy-Schwarz 不等式有

$$\left| Cov(x_1, x_2) \right|^2 \leqslant Var(x_1) \times Var(x_2) \qquad (4.77)$$

所有协方差矩阵都位于对称锥体中。从整体上看，当两个电极之间的信号发生变化时，无论是同步还是非同步，它们都会在锥体内部沿着这三个坐标轴移动。这一规律同样适用于电极数量的增加。因此，构建对称正定矩阵是脑电信号黎曼空间建立的一个重要问题。除了协方差矩阵，功率谱密度矩阵也具备将欧几里得空间中的脑电信号转换到黎曼空间的能力。

在距离函数方面，最常见的是欧几里得距离，其均值用于最小化所有样本的方差。然而，在黎曼空间中，有研究表明欧几里得距离在最小距离分类器（Minimum Distance to Mean，MDM）下的效果并不理想，因为欧几里得距离缺乏尺度不变性和逆不变性，容易导致变形。因此对于两个对称正定矩阵的距离测量，在黎曼空间中主流的距离有四个，分别是黎曼距

离 δ_{le}、Stein 散度 δ_s、仿射不变黎曼距离 δ_{ai} 和 Jeffrey 散度 δ_{je}，其定义如式（4.78）。

$$\delta_{le}(P_1, P_2) = \left\| \lg(P_1^{-1} P_2) \right\| = \left[\sum_{i=1}^{n} \lg^2 \lambda_i \right]^{1/2} \tag{4.78}$$

式中，λ_i 是 $P_1^{-1} P_2$ 的正特征值，$\|\bullet\|_F$ 是弗罗贝尼乌斯范数，如式（4.78）。因为 SPD 矩阵可对角化并且可逆，因此 $\lg(p) = V \lg(D) V^{-1}$，其中 D 是矩阵 P 的对角化，V 是对应的特征向量。

Stein 散度在黎曼流形上，也是一种有效的度量两个矩阵差异的方法，如式（4.79），并且相对于其他三个更加容易计算。

$$\delta_s(P_1, P_2) = \sqrt{\lg \det \frac{1}{2}(P_1 + P_2) - \frac{1}{2} \lg \det(P_1 P_2)} \tag{4.79}$$

式中，det 是指对矩阵对应的行列式。

仿射不变黎曼距离 δ_{ai}，其计算公式如式（4.80）。

$$\delta_{ai}(P_1, P_2) = \left\| \lg(P_1^{-\frac{1}{2}} P_2 P_1^{-\frac{1}{2}}) \right\|_F \tag{4.80}$$

Jeffrey 散度 δ_{je}，其计算公式如式（4.81）。

$$\delta_{je}(P_1, P_2) = \frac{1}{2}(tr(P_1^{-1} P_2)) + \frac{1}{2}(tr(P_2^{-1} P_1)) - n \tag{4.81}$$

除了以上这四种，还是有 alpha 散度，wasserstein 距离，Kullback-leibler 散度等。在黎曼空间中一个最为经典的分类器是最小平均距离分类器（Minimum Distance to Mean，MDM）。具体步骤是，对于二分类或者多分类的问题，首先估计每个类别的平均值。对于当前试次的测量值，计算与每个类别均值的距离，最邻近的就对应当前试次的类别。因此，对于 MDM 算法，最重要的就是选择合适的距离函数和均值函数。距离函数和均值函数在上面已经进行了介绍，首先对于均值函数，根据弗雷歇距离准则，对于每个度量空间都会得到一个均值，$\{x_1, x_2, \cdots, x_k\}$ 是度量空间中 k 个点，那么对于该集合点的均值 $\overline{x}$ 应当满足式（4.82）。

$$\min \frac{1}{k} \sum d^2(\overline{x}, x_i) \qquad (4.82)$$

基于黎曼空间中的黎曼距离，数据点的几何均值的计算如式（4.83）。

$$\delta(P_1, P_2, \cdots, P_m) = \arg\min_{P \in P(n)} \sum_{i=1}^{m} \delta_R(P, P_i) \qquad (4.83)$$

黎曼几何均值没有解析解，需要通过迭代获得。最为传统的求解步骤是，每次迭代过程中，将样本点投影到当前黎曼中心点所在的切空间中，用欧式空间求中心点的方法求解样本集的中心点，然后把中心点再映射回流形上，作为新的切点。如果当前的黎曼中心点，投影后的中心恰好也是切空间的中心点，或者通过投影后的样本集中心点和原点之间的偏差作为损失函数，当达到一定程度，则退出迭代。

首先需要样本点集投影到中心点所在的切空间中，由于黎曼流形的曲面是光滑可微的，黎曼流形的点 P_i 投影到点 P 的切面为 $\boldsymbol{S}_i$，则如式（4.84）。

$$\boldsymbol{S}_i = \lg_p(P_i) = P^{\frac{1}{2}} \lg(P^{\frac{1}{2}} P_i P^{\frac{1}{2}}) P^{\frac{1}{2}} \qquad (4.84)$$

切点 P 的切空间的任意矩阵 $\boldsymbol{S}$ 的模长可以表示为 $tr(SP^{-1}SP^{-1})$。其中任意矩阵 $\boldsymbol{S}_i$ 为对称矩阵，信息可以由上三角表示，则点 P 的切空间维度为 $m=N(N+1)/2$。保留周期上三角的部分，并向量化，同时对角线元素不变，非对角线元素乘 $\sqrt{2}$，则得到式（4.85）。

$$\delta(P_i,\ P) = \left\| upper(P^{-\frac{1}{2}} \lg_p(P_i) P^{-\frac{1}{2}}) \right\|_2 \qquad (4.85)$$

对所有的距离求和，计算此次迭代中距离和与上次的差值，满足停止迭代条件，则停止迭代。如果不满足则继续。将此次距离的均值作为中心点，将切平面中的新的中心点投影到流形中，如式（4.86）。

$$P_i = \exp_p(S_i) = P^{\frac{1}{2}} \exp(P^{-\frac{1}{2}} S_i P^{-\frac{1}{2}}) P^{\frac{1}{2}} \qquad (4.86)$$

对于上面提及的四种距离，其黎曼均值可以由下面的公式进行计算。

首先对于黎曼距离，其均值具备封闭解，如式（4.87）。

$$\mu = \exp\left(\frac{1}{m} \sum_{i=1}^{m} \lg(x_i)\right) \qquad (4.87)$$

对于 Stein 散度，黎曼均值则需要通过迭代更新的方式进行求解，其迭代公式如式（4.88）。

$$\mu_{t+1} = \left[\frac{1}{m} \sum_{i=1}^{m} \left(\frac{x_i + \mu_t}{2}\right)^{-1}\right]^{-1} \qquad (4.88)$$

对于仿射不变黎曼距离，其均值也是需要通过迭代更新的方式进行求解，其迭代公式如式（4.89）。

$$\mu_{t+1} = \mu_t^{\frac{1}{2}} \exp\left(\frac{1}{m} \sum_{i=1}^{m} \lg(\mu_t^{-\frac{1}{2}} x_i \mu_t^{-\frac{1}{2}})\right) \mu_t^{\frac{1}{2}} \qquad (4.89)$$

对于 Jeffery 散度，均值具备封闭解，公式如式（4.90）。

$$\mu = P^{-\frac{1}{2}} (P^{\frac{1}{2}} Q P^{\frac{1}{2}})^{\frac{1}{2}} P^{-\frac{1}{2}} \qquad (4.90)$$

式中，$P = \sum_i x_i^{-1}$，$Q = \sum_i x_i$。

根据上述的情况可以看出，MDM 主要依赖于计算类别内的平均值和两个矩阵的距离，主要的缺点是这样的算法对于噪声的鲁棒性不高，比如容易受到一个离整体很远的点影响。因此，在进行 MDM 分类前，进行了 FGDA 滤波（Fisher Geodesic Discriminant Analysis）。

FGDA 大致过程如下：首先同样是对所有类别的数据计算黎曼均值，

然后在均值点将所有数据集映射到切空间 S_i。映射完毕后，在切空间计算映射矩阵，采用 Fisher 判别分析。主要思想是最大化类间距离，最小化类内距离，得到映射矩阵，$W=LDA(S_i)$，并选择前 k 个 W_k，然后在切空间进行滤波操作，如式（4.91）。

$$\tilde{S}_i = \tilde{W}(\tilde{W}^{\mathrm{T}}\tilde{W})^{-1}\tilde{W}^{\mathrm{T}}S_i \qquad （4.91）$$

式中，$\tilde{W}=[W_1\cdots W_k]$，最后将 $\tilde{S}_i$ 投射回流形空间中即完成了分类前的滤波，之后再进行 MDM 分类操作。

4.2　脑电信号特征降维

从 EEG 信号中提取的特征集很可能在某些特征之间存在相关性。这些具有相关性的特征，它们之间存在某种程度的相互关系，即一个特征的变化可能伴随着另一个特征的变化。这种关系可以是线性的，也可以是非线性的[36]。因此，降低 EEG 信号特征集的冗余度，选取区分度高的特征子集，进而提高 BCI 系统的性能是必要的。以下将详细介绍三种常用的 EEG 信号特征降维算法，分别为主成分分析（Principal component analysis，PCA）、最大相关最小冗余（Maximum relevance minimum redundancy，mRMR）和遗传算法（Genetic algorithm，GA）。

4.2.1　主成分分析

PCA 是一种常用的数据降维技术。它通过线性变换将原始数据映射到一个新的坐标系中，使得数据在新坐标系下实现方差最大化[37]。PCA 的目标是找到一组新的正交基，称为主成分，能够尽可能地保留原始数据的方差信息。PCA 建模方法如下：

将特征 $F = [f_1, f_2, \cdots, f_n]$ 标准化，计算过程如下：

$$b_i = (f_i - \mathrm{E}(f_i))\Big/\sqrt{\mathrm{var}(f_i)} \tag{4.92}$$

式中，f_i 表示从 EEG 信号 $x(t)$ 中提取的第 i 个特征，b_i 是第 i 个标准化的特征，$i = 1, 2, \cdots, n$。

对标准化的特征 $B(b_1, b_2, \cdots, b_n)$ 进行协方差矩阵分解，分解过程如下：

$$\boldsymbol{COV}(\boldsymbol{B}) = B^T B \big/ (n-1) \tag{4.93}$$

$$\boldsymbol{COV}(\boldsymbol{B}) p_i = \lambda_i p_i \tag{4.94}$$

式中，$\boldsymbol{COV}(\boldsymbol{B})$ 为 $\boldsymbol{B}$ 的协方差矩阵，p_i 为协方差矩阵的第 i 个特征向量，λ_i 为协方差矩阵的第 i 个特征值。协方差矩阵分解后，标准化的特征 $\boldsymbol{B}$ 可表示为：

$$\boldsymbol{B} = \boldsymbol{G}\boldsymbol{P}^{\mathrm{T}} \tag{4.95}$$

式中，$\boldsymbol{G} = [g_1, g_2, \cdots, g_n]$ 为分数矩阵，$\boldsymbol{P} = [p_1, p_2, \cdots, p_n]$ 为载荷矩阵。

计算主成分的贡献率，如式（4.96）。

$$CPV(N_{pca}) = \sum_{i=1}^{N_{pca}} \lambda_i \Big/ \sum_{i=1}^{n} \lambda_i \tag{4.96}$$

式中，$CPV(N_{pca})$ 为累积方差贡献率。根据主成分的贡献率，选取相应的前 N_{pca} 个特征值对应的特征向量与原始特征矩阵相乘得到主成分空间如下：

$$PCA = [pca_1, pca_2, \cdots, pca_{N_{pca}}] \tag{4.97}$$

式中，pca_i 表示低维空间的第 i 个特征向量，$i = 1, 2, \cdots, N_{pca}$，$N_{pca}$ 表示利用 PCA 特征降维算法在低维空间中获得的特征个数。

PCA通过线性变换将高维的 EEG 信号特征空间映射到一个新的低维

空间，从而实现特征空间维度的减少。通过 PCA 减少维度后，计算成本得以降低，加快了后续 EEG 信号分类和识别的过程，提高了计算效率。

4.2.2　最大相关最小冗余

mRMR 特征选择算法是一种基于互信息的特征选择算法，其尽可能地减少特征之间的冗余，以获得高质量的特征子集[38]。mRMR 特征选择算法属于过滤法，效率较高。mRMR 特征选择通过最大化特征与类别变量之间的相关性，最小化特征与特征之间的相关性，来选择最具信息量的特征子集[39]。具体来说，mRMR 特征选择算法通过以下两个准则来评估特征的重要性。

① 最大相关性准则　该准则衡量特征与类别变量之间的相关性。它选择与类别变量高度相关的特征作为有价值的特征。这意味着这些特征能够提供有关类别变量的重要信息。

② 最小冗余性准则　该准则衡量特征之间的冗余程度。它选择与已选特征具有最小冗余的特征作为下一个被选择的特征。通过选择互相之间具有较低冗余的特征，可以确保选择的特征子集具有多样性和独立性。

通过结合最大相关性准则和最小冗余性准则，mRMR 特征选择算法能够选择具有高预测能力且相互独立的特征子集。被选择的特征子集能够提供更好的大脑活动状态信息，并减少特征维度带来的过拟合问题。mRMR 特征选择算法选取最具信息量的特征子集的具体过程如下。

首先，利用最大相关性准则选出与类别变量 c 相关性最大的特征集 S，计算公式如式（4.98）。

$$\max D(S,c), \quad D = \frac{1}{|S|} \sum_{f_i \in S} I(f_i;c) \tag{4.98}$$

利用式（4.98）选出的特征子集，在特征与特征之间可能存在较高的相关性。然后，使用最小冗余性准则来去除相关性高的特征，计算公式如式（4.99）。

$$\min R(S), \quad R = \frac{1}{|S|^2} \sum_{f_i, f_j \in S} I(f_i; f_j) \tag{4.99}$$

最终，综合上述两个条件可得特征选择标准如下：

$$\max \Phi(D, R), \quad \Phi = D - R \tag{4.100}$$

基于式（4.100），使用增量搜索方法可得到最优的特征子集。如果 $m-1$ 个最优特征包含在特征子集 S_{m-1} 中，则在数据集 $\{S-S_{m-1}\}$ 中的第 m 个特征的计算公式如式（4.101）。

$$\max_{S-S_{m-1}} \left[I(f_j; c) - \frac{1}{m-1} \sum_{f_i \in S_{m-1}} I(f_j; f_i) \right] \tag{4.101}$$

mRMR 方法通过选择与目标输出（如分类标签）相关性强且与其他特征冗余度低的特征，提升了特征集的质量。在处理大量 EEG 信号特征时，mRMR 尤其有效，能够在保持分类性能的同时，大幅减少特征维度，降低计算资源的需求。

4.2.3 遗传算法

GA 借鉴自然选择和遗传变异的基本原理，通过模拟生物种群在自然环境中的进化过程，逐步逼近全局最优解。遗传算法基于这一原理，首先在计算机中生成初始种群，这些种群代表了问题的可能解。然后，通过适应度函数评估每个个体的优劣，优良个体更有可能被选择用于繁殖，并通过交叉和变异等操作产生下一代种群。经过多次迭代，种群中个体的质量逐渐提高，最终趋向于全局最优解。由于 GA 具备强大的全局搜索能力，近年来被广泛应用于各个研究领域。在 EEG 信号处理领域，GA 也展现出重要的应用潜力[40, 41]。其强大的搜索与优化能力能够在多维特征空间中快速找到最优特征子集，从而实现高效的特征降维[42]。这项技术在提高EEG信号处理精度方面表现出显著的优势。GA的关键步骤如下。

（1）编码

首先要对实际问题进行编码，将其转化为字符串形式。每一代生成的所有字符串个体被称为种群。通常，字符串的长度是固定的，并且每个字符都采用二进制编码方式进行编码，以便进行各种遗传操作。通过这种方法，GA能够在庞大的解空间中快速找到最优解或接近最优解。

（2）适应度

在生成初始种群后，通过适应度函数评估每个个体的适应度。这个函数通过量化标准，区分出哪些个体更适合生存和繁衍。一般，可以通过以下两种方法来转换个体的适应度。

对于最大值问题，其适应度转换如下：

$$F(x) = \begin{cases} f(x) + C_{\min}, & f(x) + C_{\min} > 0 \\ 0, & f(x) + C_{\min} < 0 \end{cases} \qquad （4.102）$$

式中，$C_{\min}$是一个适当比较小的数，$f(x)$表示目标函数，$F(x)$表示个体适应度。

对于最小值问题，适应度转换如下：

$$F(x) = \begin{cases} C_{\max} - f(x), & C_{\max} - f(x) > 0 \\ 0, & C_{\max} - f(x) < 0 \end{cases} \qquad （4.103）$$

式中，$C_{\max}$是一个适当比较大的数。

（3）选择

选择操作通过从旧群体中挑选出适应性更强的个体，组成新种群并繁殖出下一代个体。选择的标准是适应度越高，个体被选中的概率就越大。不同的选择方法可能会产生不同的结果，常见的选择方法之一是轮盘赌选择法。该方法中，个体被选择的概率由其适应度在群体总适应度中的比例所决定，计算过程如下。

设群体大小为 N，其中个体 i 的选择概率 p_{si} 如式（4.104）。

$$p_{si} = \frac{f_i}{\sum_{i=1}^{N} f_i} = \frac{f_i}{f_{sum}} \tag{4.104}$$

式中，f_i 为个体 i 的适应度，f_{sum} 为种群的总适应度。

（4）交叉

交叉操作首先随机选取一至两个截断点，将两个父代个体的二进制代码串在这些点上进行切割。随后，截断点之后的数据会在两个父代个体之间进行交换，形成两个新的子代个体。通过这种操作，可以有效整合不同个体的优良基因，增强算法寻找全局最优解的能力。

（5）变异

变异的作用在于增加种群的多样性，防止算法过早收敛，从而增强全局搜索能力。实际应用中，最常见的变异方法是单点变异。其原理是对基因序列中的某个位进行修改，对于二进制编码的基因序列，这意味着将某个位的值从 0 变为 1，或从 1 变为 0。该方法简单而有效，能够显著提升种群的多样性，帮助算法摆脱局部最优解的困境。

GA 的操作流程如图 4.2 所示，其主要计算过程如下：

① 初始化种群，设置种群个体数、最大进化次数等参数；

② 计算各个个体的适应度；

③ 依据个体的适应度，进行选择、交叉和变异等操作以产生新种群；

④ 返回步骤②，对新种群的各个个体重新计算适用度，准备进行下一次遗传操作；

⑤ 终止条件判断，如果当前解满足要求或进化代数达到预设最大值，则计算结束，输出最优解；否则转②。

GA 不依赖于数据的分布和特征之间的线性关系，因此能够应用于各种复杂的 EEG 信号特征集。由于其全局优化性和并行处理的优势，GA 在基于 EEG 信号的 BCI 领域得到了广泛应用。

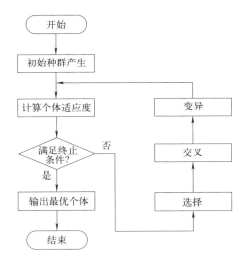

图 4.2　遗传算法的基本流程图

4.3　其他脑电信号特征分析方法

除了前面介绍的几种特征提取方法和特征降维方法外，基于 EEG 信号的 BCI 技术中还有一些常用的特征分析方法，这里进行简单的介绍。

对于 EEG 信号特征提取，现有的特征提取方法难以从 EEG 信号中提取深层隐藏特征，从而无法实现有效的 EEG 信号分类。此外，这些方法在面对不同类型的 EEG 信号数据时，也难以选择合适且有效的特征提取策略[43]。基于此，一些研究人员采用预训练好的深度学习模型，如 AlexNet、VGG16、ResNet50、SqueezeNet 和 MobilNetv2 等提取可靠的深度特征，实现不同类型 EEG 信号的分类[43]。

对于 EEG 信号特征降维，除了本章已经介绍的三种方法之外，还有许多在 EEG 信号处理中得到应用并被证实有效的降维技术[44]。这些方法包括但不限于概率主成分分析（Probabilistic principal component analysis，PPCA）[45]、核主成分分析（kernel principal component analysis，KPCA）[46]、多维尺度变换（Multidimensional scaling，MDS）[47]、等距特征映射（Isometric Feature Mapping，Isomap）[48]、局部线性嵌入（Locally linear embedding，LLE）[48]、自编码器（Autoencoders，AE）[49]、t 分布随机邻近嵌入（t-Distributed stochastic neighbor embedding，t-SNE）[50] 和拉普拉斯特征映射（Laplacian Eigenmaps，LE）[48] 等。这些技术各具特色，适用于不同类型的 EEG 数据处理任务。这些方法的灵活性和多样性为 EEG 信号特征降维提供了强有力的工具，能够更好地提取和表达 EEG 信号中的有用信息，从而为后续的分析和分类任务奠定基础。

4.4　本章小结

本章详细探讨了 EEG 信号特征提取和特征降维的核心方法。首先，介绍了常用的 EEG 信号特征提取技术，包括时域、频域和时频域等分析方法。接下来，讨论了 EEG 信号特征降维的重要性及其常用方法。EEG 信号特征降维技术可以降低特征集的维度，同时保留 EEG 信号的关键信息，提高计算效率。最后，本章分析了特征提取与特征降维在 EEG 信号处理中不可或缺的地位。这些特征分析技术不仅能提高 EEG 信号处理的精度，还能为后续的 EEG 信号特征分类提供可靠的数据基础。

参考文献

[1]　Ramos-Aguilar R, Olvera-López JA, Olmos-Pineda I, et al. Feature extraction from EEG spectrograms for epileptic seizure detection [J]. Pattern Recognition Letters, 2020, 133 : 202-209.

[2]　Cai J, Xiao RL, Cui WJ, et al. Application of Electroencephalography-Based Machine Learning in Emotion Recognition: A Review [J]. Frontiers in Systems Neuroscience, 2021, 15 : 729707.

[3]　Wang YA, Song CX, Zhang T, et al. Feature Extraction of Motor Imagery EEG via Discrete Wavelet Transform and Generalized Maximum Fuzzy Membership Difference Entropy: A Comparative Study [J]. Electronics, 2023, 12(10) : 2207.

[4]　Li MA, Luo XY, Yang JF. Extracting the nonlinear features of motor imagery EEG using parametric t-SNE [J]. Neurocomputing, 2016, 218 : 371-381.

[5]　Günes S, Dursun M, Polat K, et al. Sleep spindles recognition system based on time and frequency domain features [J]. Expert Systems with Applications, 2011, 38(3) : 2455-2461.

[6]　Hussain L, Saeed S, Idris A, et al. Regression analysis for detecting epileptic seizure with different feature extracting strategies [J]. Biomedical Engineering-Biomedizinische Technik, 2019, 64(6) : 619-642.

[7]　Ridouh A, Boutana D, Bourennane S. EEG Signals Classification Based on Time Frequency Analysis [J]. Journal of Circuits Systems and Computers, 2017, 26(12) : 1750198.

[8]　Sun Z, Li BH, Duan F, et al. WLnet: Towards an Approach for Robust Workload Estimation Based on Shallow Neural Networks [J]. Ieee Access, 2021, 9 : 3165-3173.

[9]　Li MG, Wang RT, Xu DQ. An Improved Composite Multiscale Fuzzy Entropy for Feature Extraction of MI-EEG [J]. Entropy, 2020, 22(12) : 1356.

[10]　Zhang Y, Chen WH, Lin CL, et al. Boosting-LDA algriothm with multi-domain feature fusion for motor imagery EEG decoding [J]. Biomedical Signal Processing and Control, 2021, 70 : 102983.

[11]　Soangra R, Smith JA, Rajagopal S, et al. Classifying Unstable and Stable Walking Patterns Using Electroencephalography Signals and Machine Learning Algorithms [J]. Sensors, 2023, 23(13) : 6005.

[12]　Rauf U, Saeed SMU. Toward Improved Classification of Perceived Stress Using Time Domain Features [J]. Ieee Access, 2024, 12 : 51650-51664.

[13]　Diykh M, Li Y, Wen P. EEG Sleep Stages Classification Based on Time Domain Features and Structural Graph Similarity [J]. Ieee Transactions on Neural Systems and Rehabilitation Engineering, 2016, 24(11) : 1159-1168.

[14]   Zhou YY, Huang S, Xu ZM, et al. Cognitive Workload Recognition Using EEG Signals and Machine Learning: A Review [J]. Ieee Transactions on Cognitive and Developmental Systems, 2022, 14(3) : 799-818.

[15]   Mishra P, Singla SK. Electroencephalogram Based Biometric Framework Using Time and Frequency Domain Features [J]. Journal of Medical Imaging and Health Informatics, 2014, 4(4) : 593-599.

[16]   Sadiq MT, Yu XJ, Yuan ZH, et al. Motor Imagery BCI Classification Based on Multivariate Variational Mode Decomposition [J]. Ieee Transactions on Emerging Topics in Computational Intelligence, 2022, 6(5) : 1177-1189.

[17]   Stancin I, Frid N, Cifrek M, et al. EEG Signal Multichannel Frequency-Domain Ratio Indices for Drowsiness Detection Based on Multicriteria Optimization [J]. Sensors, 2021, 21(20) : 6932.

[18]   Ouyang DL, Yuan YF, Li GF, et al. The Effect of Time Window Length on EEG-Based Emotion Recognition [J]. Sensors, 2022, 22(13) : 4939.

[19]   Yang K, Tong L, Zeng Y, et al. Exploration of effective electroencephalography features for the recognition of different valence emotions [J]. Frontiers in Neuroscience, 2022, 16 : 1010951.

[20]   Peng PZ, Song Y, Yang L, et al. Seizure Prediction in EEG Signals Using STFT and Domain Adaptation [J]. Frontiers in Neuroscience, 2022, 15 : 825434.

[21]   Cai HY, Yan Y, Liu GT, et al. WKLD-Based Feature Extraction for Diagnosis of Epilepsy Based on EEG [J]. Ieee Access, 2024, 12 : 69276-69287.

[22]   Li MA, Zhu W, Liu HN, et al. Adaptive Feature Extraction of Motor Imagery EEG with OptimalWavelet Packets and SE-Isomap [J]. Applied Sciences-Basel, 2017, 7(4): 7-16.

[23]   Furman L, Duch W, Minati L, et al. Short-time Fourier transform and embedding method for recurrence quantification analysis of EEG time series [J]. European Physical Journal-Special Topics, 2023, 232(1) : 135-149.

[24]   Al-Dabag ML, Ozkurt N. EEG motor movement classification based on cross-correlation with effective channel [J]. Signal Image and Video Processing, 2019, 13(3) : 567-573.

[25]   Zhang Y, Zhang YT, Wang JY, et al. Comparison of classification methods on EEG signals based on wavelet packet decomposition [J]. Neural Computing & Applications, 2015, 26(5) : 1217-1225.

[26]   Cheng LW, Li DL, Li X, et al. The Optimal Wavelet Basis Function Selection in Feature Extraction of Motor Imagery Electroencephalogram Based on Wavelet Packet Transformation [J]. Ieee Access, 2019, 7 : 174465-174481.

[27] Du YS, Sui JX, Wang SW, et al. Motor intent recognition of multi-feature fusion EEG signals by UMAP algorithm [J]. Medical & Biological Engineering & Computing, 2023, 61(10) : 2665-2676.

[28] Saeidi M, Karwowski W, Farahani FV, et al. Neural Decoding of EEG Signals with Machine Learning: A Systematic Review [J]. Brain Sciences, 2021, 11(11) : 1525.

[29] Yuan Q, Zhou WD, Li SF, et al. Epileptic EEG classification based on extreme learning machine and nonlinear features [J]. Epilepsy Research, 2011, 96(1-2) : 29-38.

[30] Chen SF, Luo ZZ, Gan HT. An entropy fusion method for feature extraction of EEG [J]. Neural Computing & Applications, 2018, 29(10) : 857-863.

[31] Tibdewal MN, Dey HR, Manjunatha M, et al. Multiple entropies performance measure for detection and localization of multi-channel epileptic EEG [J]. Biomedical Signal Processing and Control, 2017, 38 : 158-167.

[32] Jacob JE, Nair GK. EEG entropies as estimators for the diagnosis of encephalopathy [J]. Analog Integrated Circuits and Signal Processing, 2019, 101(3) : 463-474.

[33] Ren WJ, Han M. Classification of EEG Signals Using Hybrid Feature Extraction and Ensemble Extreme Learning Machine [J]. Neural Processing Letters, 2019, 50(2) : 1281-1301.

[34] Li J, Yan JQ, Liu XZ, et al. Using Permutation Entropy to Measure the Changes in EEG Signals During Absence Seizures [J]. Entropy, 2014, 16(6) : 3049-3061.

[35] Yi GS, Wang J, Deng B, et al. Complexity of resting-state EEG activity in the patients with early-stage Parkinson's disease [J]. Cognitive Neurodynamics, 2017, 11(2) : 147-160.

[36] Yang SH, Li B, Zhang YD, et al. Selection of features for patient-independent detection of seizure events using scalp EEG signals [J]. Computers in Biology and Medicine, 2020, 119 : 103671.

[37] Du X, Dua S, Acharya RU, et al. Classification of Epilepsy Using High-Order Spectra Features and Principle Component Analysis [J]. Journal of Medical Systems, 2012, 36(3) : 1731-1743.

[38] Dogan A, Akay M, Barua PD, et al. PrimePatNet87: Prime pattern and tunable q-factor wavelet transform techniques for automated accurate EEG emotion recognition [J]. Computers in Biology and Medicine, 2021, 138: 104867.

[39] Kaya D. The mRMR-CNN based influential support decision system approach to classify EEG signals [J]. Measurement, 2020, 156 : 107602.

[40] Shang Y, Gao X, An AM. Multi-band spatial feature extraction and classification for motor imaging EEG signals based on OSFBCSP-GAO-SVM model EEG signal processing [J]. Medical & Biological Engineering & Computing, 2023, 61(6) : 1581-1602.

[41] Cai Q, An JP, Li HY, et al. Cross-subject emotion recognition using visibility graph and genetic algorithm-based convolution neural network [J]. Chaos, 2022, 32(9) : 093110.

[42] Liu ZY, Sun JW, Zhang Y, et al. Sleep staging from the EEG signal using multi-domain feature extraction [J]. Biomedical Signal Processing and Control, 2016, 30 : 86-97.

[43] Demir F, Sobahi N, Siuly S, et al. Exploring Deep Learning Features for Automatic Classification of Human Emotion Using EEG Rhythms [J]. Ieee Sensors Journal, 2021, 21(13) : 14923-14930.

[44] Ayyagari S, Jones RD, Weddell SJ. Detection of microsleep states from the EEG: a comparison of feature reduction methods [J]. Medical & Biological Engineering & Computing, 2021, 59(7-8) : 1643-1657.

[45] Johnrose PJ, Muniasamy S, Georgepeter J. Rag-bull rider optimisation with deep recurrent neural network for epileptic seizure detection using electroencephalogram [J]. Iet Signal Processing, 2021, 15(2) : 122-140.

[46] Ye BG, Qiu TR, Bai XM, et al. Research on Recognition Method of Driving Fatigue State Based on Sample Entropy and Kernel Principal Component Analysis [J]. Entropy, 2018, 20(9) : 701.

[47] Chen RQ, Xu GH, Zhang HQ, et al. A novel untrained SSVEP-EEG feature enhancement method using canonical correlation analysis and underdamped second-order stochastic resonance [J]. Frontiers in Neuroscience, 2023, 17 : 1246940.

[48] Zhang T, Chen WZ, Li MY. Classification of inter-ictal and ictal EEGs using multi-basis MODWPT, dimensionality reduction algorithms and LS-SVM: A comparative study [J]. Biomedical Signal Processing and Control, 2019, 47 : 240-251.

[49] Tautan AM, Rossi AC, De Francisco R, et al. Dimensionality reduction for EEG-based sleep stage detection: comparison of autoencoders, principal component analysis and factor analysis [J]. Biomedical Engineering-Biomedizinische Technik, 2021, 66(2) : 125-136.

[50] Zhang T, Han ZW, Chen XJ, et al. Subbands and cumulative sum of subbands based nonlinear features enhance the performance of epileptic seizure detection [J]. Biomedical Signal Processing and Control, 2021, 69 : 102827.

脑电信号特征分类方法

在基于 EEG 信号的 BCI 研究中，EEG 信号特征分类方法的设计也是关键步骤之一。不同的 EEG 信号特征分类方法对 BCI 系统的性能会有很大的区别。高性能的特征分类方法既可以降低分类过程中的计算量，也能够更进一步提高 BCI 系统的性能。在基于 EEG 信号的 BCI 研究中，分类方法一般可分为两大类：基于传统机器学习的分类方法和基于深度学习的分类方法。传统机器学习分类方法的选取依赖于所提取的特征和具体的分类任务[1]。此外，为提高传统机器学习分类方法的泛化性能，研究者们也采用集成学习思想，将多个弱分类器组合成一个强分类器，以获得比单个分类器更好的分类效果[2-4]。然而，基于不同特征子集训练的传统机器学习分类模型，其最终分类性能可能会受到较大影响，这在一定程度上限制了分类方法的学习能力，导致其整体自适应能力有限[5]。因此，一些研究者提出了端到端的深度学习分类方法，以实现更好的 EEG 信号分类效果[6]。基于此，本章将介绍在 BCI 领域中几种典型的传统机器学习分类方法和深度学习分类方法。

5.1 基于传统机器学习的分类方法

基于传统机器学习的 EEG 信号分类方法依赖于人工设计和特征提取，且具有较强的可解释性。在数据量较小或标注数据有限的情况下，传统机器学习模型在 EEG 信号分类任务中表现更佳，因为这些模型不需要大量数据来进行有效训练。由于计算效率高，传统机器学习模型特别适合应用于对实时性要求较高的系统中，例如 BCI 中的实时 EEG 信号分类。得益于模式识别的发展，传统机器学习算法的种类选择非常多，常用的有线性判别分析（Linear discriminant analysis，LDA）算法[7-9]、K 近邻（K nearest neighbor，KNN）算法[10, 11]、支持向量机（Support vector machine，SVM）算法[12-14]以及朴素贝叶斯（Naive bayes，NB）算法[15, 16]等。本节将详细介绍这些在基于 EEG 信号的 BCI 系统中常用的传统机器学习分类方法。

5.1.1 线性判别分析算法

作为一种经典的判别式分类器，LDA 分类器在基于 EEG 信号的 BCI 领域中得到了广泛的应用[17]。如图 5.1 所示，LDA 分类器将带有标签的训练样本投影到一条直线上，使同类样本的投影点尽可能靠近，异类样本的投影点尽可能远离，进而实现最佳的分类效果[18]。预测时，将待预测样本投影到训练时学习到的直线上，根据投影点的位置来判断新样本所属的类别。

LDA 分类器在分类问题上可表示如下：

样本集为 $D \in R^d$，共含有 N 个 d 维样本，并且有 C 个类别。对于第 i 个类别，其均值向量 μ_i 可以通过计算该类别中所有样本的特征的平均值得到，公式如式（5.1）。

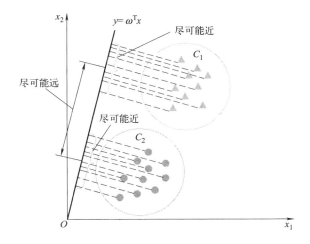

图 5.1　LDA 算法原理图

$$\mu_i = \frac{1}{N_i} \sum_{x_i \in i} x_i \tag{5.1}$$

式中，N_i 是第 i 个类别的样本数量，x_i 表示第 i 个类别中的样本。

对于第 i 个类别，其协方差矩阵 $\boldsymbol{S}_i$ 可以通过计算该类别内样本的协方差矩阵得到，公式如式（5.2）。

$$\boldsymbol{S}_i = \sum_{x_i \in i} (x_i - \mu_i)(x_i - \mu_i)^{\mathrm{T}} \tag{5.2}$$

类内散布矩阵 $\boldsymbol{S}_w$ 可以通过计算所有类别内样本的协方差矩阵之和得到，公式如式（5.3）。

$$\boldsymbol{S}_w = \sum_{i=1}^{C} \boldsymbol{S}_i \tag{5.3}$$

总体均值向量 μ 可以通过计算所有样本的平均值得到，公式如式（5.4）。

$$\mu = \frac{1}{N} \sum_{x \in D} x \tag{5.4}$$

类间散布矩阵 $\boldsymbol{S}_b$ 可以通过计算每个类别样本均值向量与总体均值向量之间的差异，并乘以每个类别的样本数目得到，公式如式（5.5）。

$$\boldsymbol{S}_b = \sum_{i=1}^{C} N_i (\mu_i - \mu)(\mu_i - \mu)^{\mathrm{T}} \tag{5.5}$$

引入 Fisher 判别标准，得表达式如式（5.6）。

$$J(\boldsymbol{W}) = \frac{\left| \boldsymbol{W}^{\mathrm{T}} \boldsymbol{S}_B \boldsymbol{W} \right|}{\left| \boldsymbol{W}^{\mathrm{T}} \boldsymbol{S}_w \boldsymbol{W} \right|} \tag{5.6}$$

为使 $J(\boldsymbol{W})$ 最大，得到最佳投影矩阵如式（5.7）。

$$\boldsymbol{W}^* = \arg\max \frac{\left| \boldsymbol{W}^{\mathrm{T}} \boldsymbol{S}_B \boldsymbol{W} \right|}{\left| \boldsymbol{W}^{\mathrm{T}} \boldsymbol{S}_w \boldsymbol{W} \right|} \tag{5.7}$$

LDA 分类器的核心是对式（5.6）进行优化，得到向量集 $\boldsymbol{W}^* = \{\boldsymbol{W}_1, \boldsymbol{W}_2, \cdots, \boldsymbol{W}_m\}$，使不同类别样本的类间散布度和相同类别样本的类内散布度比值取得最大值，这对不同类别之间的区分最有利。

LDA 通常用于二分类问题，尤其在线性可分的 EEG 信号分类场景中表现优异。例如在情感分类或运动想象分类中，LDA 能够提供快速且高效的分类结果。但是，在面对实际问题时，大部分数据很难实现线性可分，这便需要使用非线性 LDA 分类器对数据分离。结合实际应用中所提取的特征集较为复杂的情况，非线性 LDA 分类器的效果更佳。非线性 LDA 分类器的其中一种是基于核函数的 LDA 分类方法，可以处理非线性可分的数据集[19]。核函数通过将原始数据映射到高维特征空间，并在该空间中进行 LDA 分类，从而实现非线性 LDA 分类。

5.1.2　K近邻算法

KNN 分类器是一种常用的非参数化分类算法，它是基于样本之间的相似性度量，将未知样本分类为与其最近的 k 个训练样本中最常见的类别 [20, 21]。如图 5.2 所示，KNN 算法原理较为简易，采用测量不同特征值之间的距离方法进行分类。

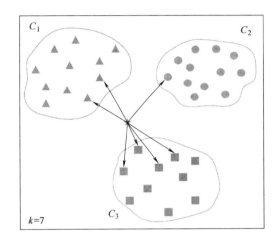

图 5.2　KNN 算法原理图

KNN 分类器首先需要一个标记好的训练数据集，其中包含每个样本的特征和对应的类别标签；确定 k 的取值，即要考虑的最近邻的数量；对于待分类的未知样本，计算其与训练集中每个样本之间的距离；根据计算得到的距离，选择与待分类样本距离最近的 k 个训练样本；根据 k 个最近邻训练样本的类别标签，采用某种特定的表决方式确定待分类样本的类别作为最终的预测结果。KNN 分类器的关键点如下：

距离度量　距离度量是 KNN 分类器的核心，衡量了样本之间的相似性。在 KNN 分类器中最常采用欧氏距离来计算两个样本点 $x=(x_1, x_2, \cdots, x_n)$ 和 $y=(y_1, y_2, \cdots, y_n)$ 之间的距离，具体的计算公式如式（5.8）。

$$d = \sqrt{(x_1 - y_1)^2 + \cdots + (x_n - y_n)^2} \tag{5.8}$$

其他距离度量方法（如曼哈顿距离等）可以根据具体问题进行选择。

k 值的选择 k 值的选择非常重要，其会影响分类器的性能。较小的 k 值可能会导致过拟合，容易受到噪声的影响；而较大的 k 值可能会导致欠拟合，无法捕捉到局部细节。

表决方式 对新样本进行分类时，选择 k 个最近邻样本中占优势的类别作为最终的分类结果。常见的表决方式有多数表决、加权表决和距离加权表决等。KNN 分类器常采用最简单和最直观的方式，即多数表决的方式确定未知样本的类别。对于分类问题，简单的多数表决即选择 k 个最近邻样本中出现最频繁的类别作为分类结果。

KNN 是一种基于实例的学习算法，对数据分布没有过多假设。KNN 适用于样本数量较少、特征空间较小的 EEG 信号分类场景。其实现简便，且具有良好的鲁棒性。

5.1.3 支持向量机算法

SVM 是一种强大的监督学习算法，其核心在于通过寻找一个可以最大化两个类别之间间隔的超平面来实现分类，如图 5.3 所示。这个超平面被称为最大间隔超平面[22]。

SVM 可以分为线性和非线性两种类型，其中非线性 SVM 是基于线性 SVM 发展而来的[23, 24]。下面将通过公式简要说明线性 SVM 的工作原理。

假设包含两种不同类别的数据 D，其表示如式（5.9）。

$$D = \left\{ (x_i, y_i) \mid x_i \in R, y_i \in \{1, -1\} \right\} \tag{5.9}$$

式中，x_i 是样本，y_i 是类别标签。

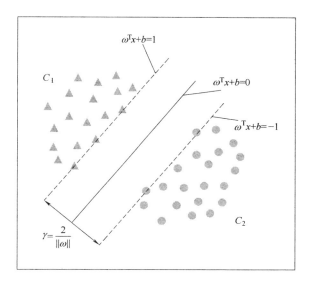

图 5.3　SVM 算法原理图

分隔两种类别数据的边界可表示为式（5.10）。

$$\omega * x + b = 0 \qquad\qquad （5.10）$$

式中，ω 法向量，b 是截距，x 是输入特征。

用如下公式来描述两种类别数据之间的边距，以找到两种类别数据之间的最大界限。

$$\omega * x + b = 1 \qquad\qquad （5.11）$$

$$\omega * x + b = -1 \qquad\qquad （5.12）$$

由此可知，任何大于或等于 1 的数据都将标记为"1"的类别，而任何小于或等于 -1 的数据都将标记为"-1"的类别。式（5.11）和式（5.12）可改写成：

$$y_i(\omega * x_i + b) \geqslant 1 \qquad\qquad （5.13）$$

使用向量法线最小化法获取边距之间的最大距离 $\dfrac{2}{\|\omega\|}$。求解问题便

转化成求解参数 $\|\omega\|^2 \big/ 2$ 的最小值问题，引入拉格朗日函数进行求解：

$$\arg\ \min_{\omega,b}\max_{a\geqslant 0} = \left\{\frac{1}{2}*\|\omega\| - \sum_{i=1}^{n}\alpha_i*\left[y_i*(\omega*x_i+b)-1\right]\right\} \quad （5.14）$$

对式（5.14）偏微分求解获得：

$$\omega = \sum_{i=1}^{n}\alpha_i*y_i*x_i \quad （5.15）$$

此外，由于 $y_i\in\{1,-1\}$，式（5.13）可以重写为：

$$y_i(\omega*x_i+b) = 1 \quad （5.16）$$

在 $\alpha_i\geqslant 0$ 和对偶形式拉格朗日方程约束下，b 可从 $\sum\limits_{i=1}^{n}\alpha_i y_i = 0$ 获得。对于带有误差的软边界，边界公式可改成如式（5.17）

$$\arg\ \min_{\omega,b,\xi}\left\{\frac{1}{2}*\|\omega\| - C*\sum_{i=1}^{n}\xi_i\right\} \quad （5.17）$$

式中，C 是拉格朗日乘数法 $0\leqslant\alpha_i\leqslant C$ 的约束之一。

因此，可得如下公式：

$$y(\omega*x_i+b)\geqslant 1-\xi_i,\ \xi_i\geqslant 0 \quad （5.18）$$

通过求解优化的对偶函数，可以得到边界线方程。

在实际问题中，输入 SVM 分类器中的特征空间大部分为线性不可分，这就需要 SVM 分类器的一个重要扩展，核函数。核函数允许 SVM 分类器在高维特征空间中进行分类。核函数可以将数据从低维空间映射到高维空间，从而实现非线性分类 [25]。常见的核函数有以下几类：

（1）线性核函数

$$K(x_i,x_j) = x_i\cdot x_j \quad （5.19）$$

　　线性核函数无显式映射，直接在原始特征空间进行内积运算，适合于线性可分或近似线性可分问题。在数据的分布可以通过一条直线（或超平面）很好地区分的实际应用中，线性核函数可成为理想的选择。

（2）多项式核函数

$$K(x_i, x_j) = (x_i \cdot x_j + 1)^p \tag{5.20}$$

　　相比线性核函数，多项式核函数提供更大的灵活性。多项式核函数的关键参数 p 控制多项式的次数，它直接影响特征的映射维数。当 p 增加时，映射维数也随之上升，这意味着计算量和 SVM 的复杂度也随之增加。多项式核函数适用于非线性问题，可将特征映射到更高次的多项式空间。在选择多项式核函数解决实际问题时，需要权衡模型的复杂性和计算资源的限制。

（3）径向基核函数

$$K(x_i, x_j) = \exp\left(-\frac{\|x_i - x_j\|^2}{2\sigma^2}\right) \tag{5.21}$$

　　式中，$\sigma > 0$。径向基核函数是最常用的核函数之一。径向基核函数将特征映射到无穷维的高斯分布空间，适用于非线性问题。径向基核函数具有良好的通用性，能够胜任多种数据分布。但是，径向基核函数的性能很大程度上依赖于参数设置，这会影响决策边界的形状和分类性能。

（4）Sigmoid 核函数

$$K(x_i, x_j) = \tanh\left(a\left(x_i \cdot x_j\right) + c\right) \tag{5.22}$$

式中，a 和 c 是 Sigmoid 核函数的参数，通过调整参数 a 和 c，可以灵活控制决策边界的形状，从而更好地适应数据分布的特点。Sigmoid 核函数将特征映射到（−1，1）的范围内，适用于神经网络等应用。

值得注意的是，不同核函数会得到截然不同的决策边界。因此，核函数的选择对最终的分类结果具有重要影响。在上述核函数中，径向基核函数使用最为广泛。然而，当特征映射形式未知时，核函数的选择变得尤为关键。如果选择不当，可能会将样本映射到不合适的特征空间，从而导致 SVM 算法的分类性能下降。

因此，在面对具体问题时，进行细致的分析至关重要。每种核函数都有其适用的场景，了解数据的特性以及任务的需求有利于选择最合适的核函数，从而提高模型的表现。通过交叉验证和超参数调优等方法，可以进一步优化核函数的选择，确保在特定任务中实现最佳的分类效果。

基础的 SVM 分类器只能处理二分类任务。针对多分类任务，有两种常见的方法：一对多方法和一对一方法。如图 5.4 所示，本节以一对一方法为例，说明 SVM 分类器在多分类任务中的工作原理。一对一方法就是对任意两个类别构建一个分类器，因此对于 n 类分类问题，便需要构造出 $n(n+1)/2$ 个二分类 SVM。在测试样本时，每个分类器对样本进行投票，预测结果为某一类别时，该类别的计数器加 1，最后计数器最大值所表示的类别即为 SVM 分类器预测结果。

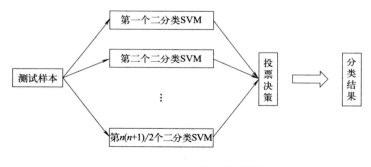

图 5.4　一对一分类判别流程图

SVM 在处理小样本、高维数据的 EEG 信号分类问题上表现出色，例如复杂的情感分类或运动想象识别。SVM 的性能依赖于参数选择和核函数的选取，需根据具体任务进行优化。

5.1.4 朴素贝叶斯算法

NB 分类器是一种基于贝叶斯定理的概率分类器，具有快速建模和高效预测的特性。即使在小规模数据集上，由于 NB 分类器无需对大量数据进行复杂训练，且对参数的估计相对简单，通常也能表现出色 [26, 27]。此外，对于存在缺失数据的情况，NB 分类器也能够持续运作，而无需对缺失数据进行特殊处理。该分类器的一个关键假设是特征向量之间的独立性，这使得贝叶斯方法的复杂度大大简化。尽管这种假设在实际数据中往往不成立，但 NB 分类器仍然在实践中表现出优异的性能。其基本原理如下：

在分类问题中，需要根据给定的特征向量 $X = (F_1, F_2, \cdots, F_n)$ 来预测样本所属的类别 C，即 C 的取值依赖于 X，其中，n 为特征向量的个数。从条件概率的角度来看，这种依赖可以看作是 $p(C|X)$。如果知道 $p(C|X)$ 的具体形式，那么能通过计算条件概率来判断 C 最可能的类别 c，公式如下：

$$c = \arg \max_C p(C \mid X) \qquad (5.23)$$

利用贝叶斯公式，可以将条件概率变换如下：

$$p(C \mid X) = \frac{p(X \mid C)p(C)}{p(X)} \qquad (5.24)$$

式中，$p(C)$ 是类先验概率，也就是各个类别的数量占比，$p(X)$ 与类变量无关，其不影响 C 取各种类别的概率，可以看作是常数，只需计算类条件概率 $p(X|C)$。

假如变量 X 只有一个特征，那么可以将样本按类别分组，再分别对 $p(X|C=c_k)$ 进行参数估计，从而解决问题，其中，c_k 为数据集包含的所有类别中的第 k 个类别。但是，如果 X 有多个特征，那么就不一定能直接估计出 $p(X|C=c_k)$。为了简化问题，朴素贝叶斯方法假设 X 的各个特征间相互独立，可将 $p(X|C)$ 表示如下：

$$p(X \mid C) = \prod_{i=1}^{n} p(F_i \mid C) \tag{5.25}$$

于是，只需要估计出对于每个 i 的 $p(F_i \mid C=c_k)$，就可以通过计算得到 $p(X|C)$，代入式（5.23）中，得到：

$$c = \arg \max_C \ \frac{1}{p(X)} p(C) \prod_{i=1}^{n} p(F_i \mid C) \tag{5.26}$$

NB 在处理高维稀疏数据的 EEG 信号分类任务中表现良好，如睡眠阶段分类或某些病理状态的检测。该算法对训练数据集的规模要求较低，计算效率高，是一种高效的分类方法。

5.1.5 反向传播神经网络算法

神经网络的拓扑结构模拟了生物大脑的神经系统，由多个并行互连的神经元构成[28-30]。这种架构使得神经网络在面对复杂问题时展现出强大的计算能力[31, 32]。在众多神经网络形式中，单层感知器是最基础的模型，但在处理复杂的非线性问题时，其表现往往不尽如人意[33]。此时，多层网络的优势便显现无遗，它能够更有效地捕捉复杂的关系[34-36]。误差反向传播（Back Propagation，BP）算法是训练多层前馈神经网络的关键技术，BP 算法可以高效地训练多层前馈神经网络，从而形成所谓的 BP 神经网络[37-39]。

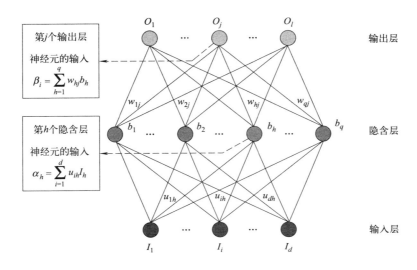

图 5.5　BP 神经网络结构

如图 5.5 所示，BP 神经网络通常由一个输入层、一个或多个隐含层以及一个输出层构成。在输入层中，神经元的数量与输入特征的数量相对应，为后续处理提供了基础。隐含层在 BP 神经网络中起着至关重要的作用，它们负责实现输入与输出之间复杂的映射关系，并进行特征的提取与转换。值得注意的是，隐含层的数量和每层神经元的数量并没有固定限制，只要设置得当，就能逼近任意复杂的函数关系。这使得 BP 神经网络在处理多样化的数据时展现出极高的灵活性与适应性。在 BP 神经网络中，同一层的神经元之间并不相互连接，而是与相邻层的所有节点相互连接，这种结构使得信息能够在各层之间充分传播和转换，从而确保了数据流的有效性。隐含层的设计对 BP 神经网络的整体性能至关重要，合理的隐含层数量和神经元数量能够显著提升模型的训练效率和预测准确性。

　　BP 神经网络的核心思想是通过实际输出值与模型预测值之间的误差来调整网络的连接权重和阈值，从而优化模型的性能[40]。在训练 BP 神经网络时，有两个关键点需要特别关注：首先，输入信号与相应的权重合，生成隐含层的输入，这一过程不断传递输入数据或特征到下一层，直到最终输出层；其次，计算实际输出与预测输出值之间的误差，并将此误差反馈至隐含层，以调整网络参数。这一迭代调整过程将持续进行，直到误差降至设定的最小值或达到预设的最大训练次数。这种机制使得 BP 神经网络能够有效地学习数据中的规律，并在面对新数据时做出准确的预测。

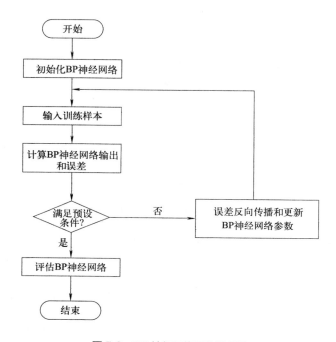

图 5.6   BP 神经网络工作原理图

图 5.6 所示为 BP 神经网络的工作流程，其基本步骤如下：

① 初始化 BP 神经网络的权重和偏置参数（常用随机初始化或归零初始化）；

② 正向传播，将训练样本输入模型，并通过加权和激活函数进行非线性转换；

③ 计算输出值并与期望值进行比较，得出误差；

④ 通过误差反向传播，将误差从输出层向后传递，更新 BP 神经网络

中的权重和偏置参数；

⑤ 重复进行正向传播、误差计算和反向传播的过程，直到达到设定的停止条件（如达到最大迭代次数或误差小于某个值）。

⑥ 训练完成后，通过新的测试数据评估 BP 神经网络的性能。

在具体应用中，BP 神经网络被广泛用于 EEG 信号分类等领域，通过将信号的特征提取与分类相结合，实现对不同类别 EEG 信号的精准识别[41, 42]。同时，BP 神经网络也展现出较强的自适应性，能够自动调整参数，以不断提高识别的准确率[43]。这种自适应能力使得 BP 神经网络在处理多样化数据时具备良好的灵活性和鲁棒性，从而更好地应对复杂的实际应用场景。

5.1.6　集成学习算法

集成学习是一种机器学习方法，通过构建并结合多个弱学习器来完成学习任务，以实现比单一弱学习器更高的准确性和稳定性[44-50]。如图 5.7所示，集成学习将一组弱学习器用某种策略结合起来，以产生一个优化的模型，从而在复杂的数据和任务上表现得更加出色。

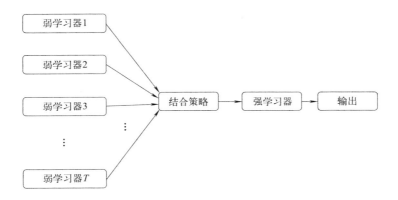

图 5.7　集成学习示意图

集成学习具有显著的优点，包括：

① 提高模型的准确性：在处理复杂数据集时，多个弱学习器的结合可以更好地捕捉数据中的潜在模式，从而降低误差；

② 减少过拟合和欠拟合的风险：通过集成多个弱学习器，可以降低单一弱学习器在训练数据上的过度拟合程度，从而增强模型的泛化能力。

③ 提高模型鲁棒性：通过组合不同模型的预测结果，可以降低整体的误差率，使得最终模型在面对新的（未见过的）数据时更为稳定。

在集成学习中，Boosting 算法和 Bagging 算法是最常用的两种方法 [50-52]。它们的核心思想都是通过不同的方式组合多个弱学习器的预测结果，以产生一个最终的预测结果，提升整体性能。

5.1.6.1 Boosting 算法

Boosting 算法的原理如图 5.8 所示，其关键在于充分发挥每一个弱学习器的优势，合理分配给它们擅长的任务，最终合并为一个强学习器。Boosting 算法中的弱学习器之间存在较强的依赖关系，属于串行化的方法。具体而言，先从初始训练集训练出一个弱学习器，随后再根据弱学习器的结果调整训练样本分布，使得之前错误分类的训练样本在后续的训练中得到更多关注，接着在调整后的样本分布上训练下一个弱学习器，这一过程将持续进行，直至达到预设的弱学习器数量，最终将所有弱学习器加权结合形成一个强学习器。通过这种方式，Boosting 算法能够有效提高模型的性能，使其在复杂任务中表现优异。

5.1.6.2 Bagging 算法

如图 5.9 所示，Bagging 算法与 Boosting 算法有着明显的不同，Bagging 算法的弱学习器之间没有依赖关系，能够并行生成。Bagging 算法的基本流程是从包含 m 个样本的数据集中随机选择样本构建采样集。每

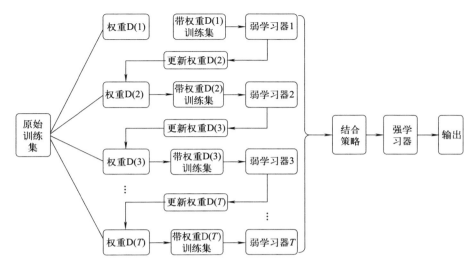

图 5.8　Boosting 算法原理示意图

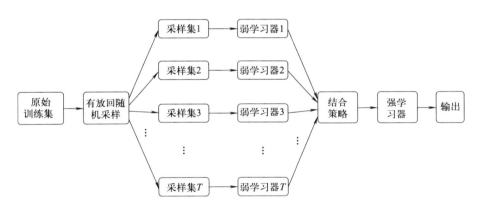

图 5.9　Bagging 算法原理示意图

次选择后，所选样本会被放回原始数据集中，确保下一轮采样时仍有机会
被选中。经过 m 次随机采样，生成一个包含 m 个样本的采样集，其中部
分样本可能会重复出现，而有些则可能完全未被选中。照这样操作，可采
样出多个包含 m 个训练样本的采样集。基于每个采样集训练出一个弱学
习器，最后再将它们结合形成强学习器。

在 Bagging 算法中，每轮随机采样时，只有一部分训练数据会被选入采样集。这一过程通过有意引入数据的不完全性，使得各个弱学习器之间存在较大差异。这种差异性不仅提高了模型的多样性，还能有效提升整体预测性能。未被采样到的数据通常被称为袋外数据。这部分数据并没有参与到模型的训练过程中，但它们在评估模型的泛化能力上具有重要意义，能够有效帮助判断模型在未知数据上的表现。

在对预测输出进行结合时，Bagging 算法在分类任务中通常使用简单投票法，而在回归任务中则采用简单平均法处理输出结果。在分类中，如果出现投票平局的情况，可以随机选择一个类别，或根据学习器的投票置信度进一步决定最终的结果。

5.1.6.3　结合策略

在结合策略方面，前述内容主要集中在学习器的构建，而本节将深入探讨集成学习的结合策略。这些结合策略在提升模型性能上至关重要 [53]。

（1）平均法

在数值回归预测任务中，最常用的结合策略是平均法。设有 T 个弱学习器 $\{h_1, h_2, \cdots, h_T\}$，最简单的形式是算术平均，最终预测输出可表示为：

$$H(x) = \frac{1}{T} \sum_{i=1}^{T} h_i(x) \tag{5.27}$$

这种方法的优点在于简单易实现，能够融合多个弱学习器的预测结果。如果考虑每个弱学习器的表现不同，可引入权重 w 进行加权平均，最终的预测结果可表示为：

$$H(x) = \frac{1}{T} \sum_{i=1}^{T} w_i h_i(x) \tag{5.28}$$

式中，权重 w_i 是根据每个弱学习器 h_i 的表现或其他特征进行计算，确保更强的弱学习器对最终结果的贡献更大。通常有：

$$\sum_{i=1}^{T} w_i = 1, \quad w_i \geqslant 0 \tag{5.29}$$

（2）投票法

在分类问题中，投票法是最常用的集合策略。假设预测类别是 $\{c_1, c_2, \cdots, c_k\}$，对于预测样本 x，T 个弱学习器的预测结果为 $(h_1(x), h_2(x), \cdots, h_T(x))$。

在最简单的相对多数投票法中，最终的分类结果为 T 个弱学习器对样本 x 的预测结果中出现频率最高的类别 c_i。这种方法遵循"少数服从多数"的原则，如果出现多个类别并列最高票，则随机选择一个作为最终结果。

更复杂的绝对多数投票法，不光要求获得最高票，还要求获得的票数必须超过半数。否则将拒绝预测结果。这一策略提高了决策的稳健性。

此外，加权投票法通过将每个弱学习器的投票结果乘以其权重并求和，最终选择最大值对应的类别作为最终分类结果。这种方法使得模型在整合不同弱学习器时更加灵活和有效，能够更好地利用它们的不同表现。这一策略，提升了模型的准确性和可靠性。

5.2　基于深度学习的分类方法

近年来，深度学习作为一种以数据驱动为基础的建模方法取得了飞速的发展。相较于传统机器学习，其独特之处在于能够直接处理原始 EEG 信号，通过算法逐层抽象出与任务密切相关的特征，最终实现特征到任务目标的高效映射[54-57]。在这一过程中，无需任何人工干预，呈现出端到端的学习方式。由于深度学习需要大量数据进行训练，因此在大规模 EEG

数据集上，它展现出更强的分类能力和更好的泛化性能。对于需要识别复杂脑活动模式或精细分类的任务（如情感识别、复杂运动意图识别），深度学习模型能够更好地提取和利用 EEG 信号中的深层信息。

5.2.1　卷积神经网络

相关研究表明，卷积神经网络（Convolutional neural networks，CNN）根据目标自适应提取输入原始数据的特征，避免了传统机器学习方法中手动提取特征的工作[58]。目前，CNN 在基于 EEG 信号的 BCI 领域得到广泛应用[59, 60]。CNN 的基本结构主要包括卷积层、激活层以及池化层。以下为 CNN 基本结构的介绍。

（1）卷积层

卷积层是 CNN 极为重要的组成部分，其中的权值共享特性更是其独特之处。这一特性使得在同一特征图上应用的卷积滤波器拥有相同的参数，从而在计算上实现了有效的复用，提高了整体训练效率。此外，通过权值共享，CNN 大大减少了需要训练的参数数量，有效地降低了模型的复杂度，并且降低了过拟合的风险，使得模型更加可靠。CNN 主要靠卷积层对输入数据进行卷积计算生成新的输出。

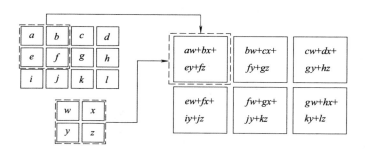

图 5.10　二维卷积计算

卷积属于分析数学中的一种计算方式。在 CNN 中，输入通常为离散的数据，离散卷积可以看作是矩阵间元素级别的乘法，通过在输入数据上滑动卷积核（也称为滤波器）来提取特征，图 5.10 所示为二维卷积计算过程。卷积层是由一组可学习的卷积核构成的，这些卷积核尺寸比输入数据尺寸小得多。在进行卷积操作时，这些卷积核会以滑动的方式对输入数据的局部区域进行扫描并提取其中的特征信息而产生新的特征图。多个特征图沿深度方向叠加，最终形成卷积层的输出。这种操作的一个关键优势在于权值共享。故增加卷积核的数量不会显著增加整体参数的数量，这不仅保持了计算的高效性，还能帮助模型学习到更加多样化和丰富的特征。

在实际进行卷积计算时，除了包含卷积核的参数外，还需要考虑一个偏差项。假设将给定卷积层的第 k 个输入特征图表示为 h^k，卷积核表示为 w^k，偏差表示为 b^k，则该卷积层的输出特征图 h^{k+1} 表示为：

$$h^{k+1} = W^k \otimes h^k + b^k \tag{5.30}$$

式中，$\otimes$ 表示卷积运算。

（2）激活层

激活层也是 CNN 模型中的重要组成部分。卷积层的输出是由对应输入通过线性组合得到的，即使添加了多个卷积层，最终输出仍然可以看作是最初输入的线性组合，而中间的隐藏层在这个过程中并没有实际影响。激活函数在提升卷积层输出的非线性方面发挥着至关重要的作用。同时，它们还有助于削弱异常值的影响，进而增强整个神经网络的稳定性。本章将深入介绍 CNN 中三种最常用的激活函数：Sigmoid 函数、Tanh 函数和 ReLU（Rectified linear unit）函数。

① Sigmoid 激活函数

Sigmoid 函数定义为：

$$\text{Sigmoid}(x) = \frac{1}{1+e^{-x}} \tag{5.31}$$

Sigmoid 函数如图 5.11 所示。Sigmoid 函数被设计用来将输入特征映射到 [-1，1] 的范围内，但这种函数存在两个关键问题。首先，它容易出现饱和现象而导致梯度消失，这意味着在训练过程中，模型无法继续有效地学习；其次，Sigmoid 函数的输出并不以零为中心，这可能导致权重迭代时更新方向偏离理想路径。

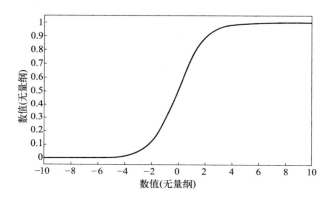

图 5.11　Sigmoid 函数图

② Tanh 激活函数

Tanh 函数定义为：

$$\text{Tanh}(x) = \frac{1-e^{-2x}}{1+e^{-2x}} \tag{5.32}$$

Tanh 函数如图 5.12 所示。Tanh 函数类似于 Sigmoid 函数，将输入特征非线性的压缩到 [-1，1] 范围内。虽然 Tanh 函数的输出以零为中心，可以避免权重更新过程中出现锯齿形变化，但其也存在梯度饱和问题。因此，Tanh 函数在实际使用中仍然存在限制。

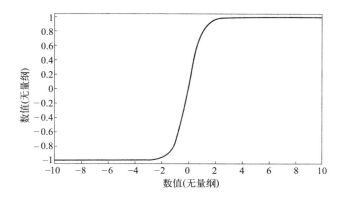

图 5.12 Tanh 函数图

③ ReLU 激活函数

ReLU 是 CNN 中使用最广泛的激活函数，ReLU 函数定义为：

$$\mathrm{ReLU}(x) = \max(0,\ x) \tag{5.33}$$

ReLU 函数如图 5.13 所示。ReLU 函数有两个主要优点。首先，ReLU 函数使用简单的阈值设定方式实现激活功能，从而加快了模型的训练速度。其次，ReLU 函数不会出现梯度饱和现象，从而提高了模型的训练效率和性能。

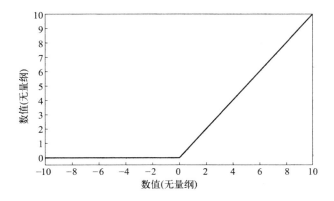

图 5.13 ReLU 函数图

对于不同的任务，激活函数的性能表现也不相同。实际应用中可以根据 CNN 模块中不同激活函数的性能表现，选取恰当的激活函数去除异常极值点，提高整个网络的稳定性。

（3）池化层

池化层是对特征图的压缩处理。池化层压缩特征图，减少维度，加快计算速度，降低过拟合风险，并提高特征的鲁棒性。最常见的池化方式是最大池化和平均池化。与卷积层类似，池化层有一个无参数的池化核，其没有参数需要学习，只规定了池化区域的大小。

图 5.14 所示为维度为 2×2 的池化核的池化操作，假设输入特征图的大小为 4×4，步长为 2，池化核将以 2 个像素的步长从左上角到右下角移动，执行池化。其中最大池化意味着每次移动时，会截取一个 2×2 的子区域，并选取其中的最大值作为池化结果，平均池化即池化的结果为每次移动截取的 2×2 子区域内所有特征的平均值。虽然平均池化和最大池化都是 CNN 常用的方法，但在实际应用中，最大池化往往要比平均池化展现出更好的性能。

CNN 擅长处理具有空间结构的数据，尤其是图像数据。在 EEG 信号分类中，CNN 通过卷积层自动提取时空特征，池化层进行降维，最后使用全连接层进行分类。这使其能够在无需手动提取特征的情况下处理 EEG 信号，如癫痫发作检测和情感识别。

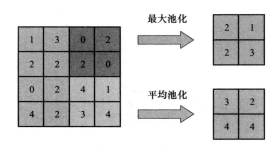

图 5.14　池化操作

5.2.2　循环神经网络

　　EEG 信号是一种时间序列数据，包含丰富的时间信息。CNN 在处理空间信息上有优势，但对时间序列数据的时间依赖信息挖掘不足。相比之下，循环神经网络（Recurrent neural network，RNN）激活当前神经元，允许过去数据信息影响当前输出，从而挖掘时间序列数据中的时间依赖信息[61, 62]。然而，标准 RNN 在处理长序列数据时容易出现梯度爆炸或梯度消失问题，限制了其学习长距离信息的能力，如图 5.15 所示。研究者们在解决这一问题时，探索了多种改进的 RNN 模型，而其中最受欢迎的一种变体是长短期记忆神经网络（Long short-term memory，LSTM）[63]。LSTM 通过对 RNN 的隐藏层进行改动，提升了其在捕捉相隔较远时间序列间深层关联方面的表现。

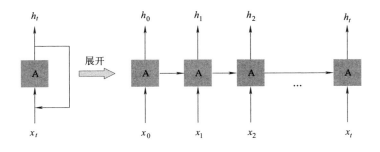

图 5.15　RNN 单元

　　图 5.16 所示，LSTM 单元内部引入细胞状态 C_t 来存储时间序列的特征信息，引入遗忘门 f_t、输入门 i_t 和输出门 o_t 来控制特征信息的流通和损失。遗忘门根据上一时序输出 h_{t-1} 和本时序输入 x_t 控制上一时序的细胞状态 C_{t-1} 中的哪些信息的保存和遗忘；输入门根据新的输入信息，产生新的细胞状态 C_t；输出门决定本次时序的输出 h_t。各个门的更新过程如下：

　　遗忘门的更新过程：

$$f_t = \sigma(W_f \cdot [h_{t-1}, x_t] + b_f) \tag{5.34}$$

输入门的更新过程：

$$i_t = \sigma(W_i \cdot [h_{t-1}, x_t] + b_i) \tag{5.35}$$

$$C_t = \tanh(W_C \cdot [h_{t-1}, x_t] + b_C) \tag{5.36}$$

$$C_t = f_t * C_{t-1} + i_t * C_t \tag{5.37}$$

输出门的更新过程：

$$o_t = \sigma(W_o \cdot [h_{t-1}, x_t] + b_o) \tag{5.38}$$

$$h_t = o_t * \tanh(C_t) \tag{5.39}$$

式中，$\tanh(\cdot)$ 和 $\sigma(\cdot)$ 分别为 tanh 激活函数和 sigmoid 激活函数；W_f、W_i、W_c 和 W_o 为各个门的权重参数；b_f、b_i、b_c 和 b_o 为各个门的偏置。

LSTM 利用细胞状态和三种门结构实现对之前信息的保留和选择遗忘的功能。遗忘门决定丢弃哪些信息，更新门引入新的信息，输出门则根据细胞状态、输入和过去的输入来确定当前时序的输出。这种设计使得 LSTM 解决了传统 RNN 处理长序列数据时的梯度消失和梯度爆炸问题。

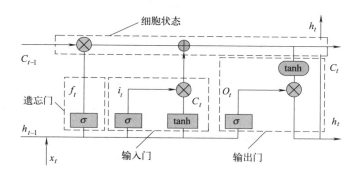

图 5.16 LSTM 单元

LSTM 是一种特殊的 RNN，能够捕捉时间序列中的长程依赖关系，适合处理序列数据。在 EEG 信号分类中，LSTM 适用于提取具有时间依赖性特征的任务，如基于 EEG 的运动想象分类和情感识别，特别是在处理长时间的 EEG 信号数据时表现出色。

5.3　其他脑电信号特征分类方法

除了前面介绍的几种 EEG 信号特征分类方法，基于 EEG 信号的 BCI 系统中还有一些常用的 EEG 信号特征分类方法。

在不同类型 EEG 信号的分类任务中，大多智能分类方法需要假设训练数据集和测试数据集具有相同的分布，并且可用于训练的数据足够多。然而，在实际应用中，这两个条件并不总是能够满足，从而降低了智能分类方法的分类能力。为了克服这一问题，一种有效的策略是在智能分类方法中引入迁移学习，从相关场景（源域）中学习知识，来提高在当前场景（目标域）中训练的模型的性能[64]。Xie 等人已经通过实验验证了迁移学习的方法在癫痫 EEG 信号识别任务中的表现要优于现有的一些最先进的方法[65]。此外，单一神经网络在处理 EEG 信号分类时，往往忽略了时间信息和中间层大量可用信息，导致 BCI 系统分类性能较差[66]。基于此，一些学者提出了神经网络融合算法，具体来说，将 CNN、LSTM 和门控循环单元（Gated recurrent unit，GRU）等神经网络进行融合，以提高 EEG 信号的分类性能[67, 68]。这种融合神经网络能为基于 EEG 信号的 BCI 的分类研究提供新的思路。

5.4　本章小结

本章系统地探讨了 EEG 信号特征分类的各种方法。首先，详细介绍了几种常用的 EEG 信号特征分类方法，包括传统机器学习方法，如 LDA、KNN 和 SVM 等，以及近年来表现突出的深度学习方法，如 CNN 和 LSTM。然后，讨论了每种方法适用的应用场景。最后，分析了个性化 EEG 信号特征分类方法以及融合多种 EEG 信号特征分类方法的混合模型的发展动向。随着硬件技术的发展和算法的不断进步，EEG 信号分类的准确性和实用性将进一步提高，推动 BCI 技术的广泛应用。

参考文献

[1] Wang L, Johnson D, Lin YZ. Using EEG to detect driving fatigue based on common spatial pattern and support vector machine [J]. Turkish Journal of Electrical Engineering and Computer Sciences, 2021, 29(3) : 1429-1444.

[2] Jukic S, Saracevic M, Subasi A, et al. Comparison of Ensemble Machine Learning Methods for Automated Classification of Focal and Non-Focal Epileptic EEG Signals [J]. Mathematics, 2020, 8(9) : 1481.

[3] Kode H, Elleithy K, Almazaydeh L. Epileptic Seizure Detection in EEG Signals Using Machine Learning and Deep Learning Techniques [J]. Ieee Access, 2024, 12 : 80657-80668.

[4] Sun SL, Zhang CS, Zhang D. An experimental evaluation of ensemble methods for EEG signal classification [J]. Pattern Recognition Letters, 2007, 28(15) : 2157-2163.

[5] Praveena DM, Sarah DA, George ST. Deep Learning Techniques for EEG Signal Applications - a Review [J]. Iete Journal of Research, 2022, 68(4) : 3030-3037.

[6] Craik A, He YT, Contreras-Vidal JL. Deep learning for electroencephalogram (EEG) classification tasks: a review [J]. Journal of Neural Engineering, 2019, 16(3) : 031001.

[7] Aggarwal S, Chugh N. Review of Machine Learning Techniques for EEG Based Brain Computer Interface [J]. Archives of Computational Methods in Engineering, 2022, 29(5) : 3001-3020.

[8] Trammel T, Khodayari N, Luck SJ, et al. Decoding semantic relatedness and prediction from EEG: A classification method comparison [J]. Neuroimage, 2023, 277 : 120268.

[9] Khan KA, Shanir PP, Khan YU, et al. A hybrid Local Binary Pattern and wavelets

based approach for EEG classification for diagnosing epilepsy [J]. Expert Systems with Applications, 2020, 140 : 112895.

[10] Altameem A, Sachdev JS, Singh V, et al. Performance Analysis of Machine Learning Algorithms for Classifying Hand Motion-Based EEG Brain Signals [J]. Computer Systems Science and Engineering, 2022, 42(3) : 1095-1107.

[11] Nishad A, Upadhyay A, Reddy GRS, et al. Classification of epileptic EEG signals using sparse spectrum based empirical wavelet transform [J]. Electronics Letters, 2020, 56(25) : 1370-1372.

[12] Ahire N, Awale RN, Patnaik S, et al. A comprehensive review of machine learning approaches for dyslexia diagnosis [J]. Multimedia Tools and Applications, 2023, 82(9) : 13557-13577.

[13] Subhashini R, Hemalakshmi GR, Rajalakshmi R, et al. Improving sleeping quality and health under CPS: An analysis based on EEG data and support vector machine algorithm [J]. Journal of Intelligent & Fuzzy Systems, 2023, 45(5) : 8703-8716.

[14] Joucla C, Gabriel D, Ortega JP, et al. Three simple steps to improve the interpretability of EEG-SVM studies [J]. Journal of Neurophysiology, 2022, 128(6) : 1375-1382.

[15] Chiang HS, Chen MY, Huang YJ. Wavelet-Based EEG Processing for Epilepsy Detection Using Fuzzy Entropy and Associative Petri Net [J]. Ieee Access, 2019, 7 : 103255-103262.

[16] Hadiyoso S, Wijayanto I, Humairani A. Signal Dynamics Analysis for Epileptic Seizure Classification on EEG Signals [J]. Traitement Du Signal, 2021, 38(1) : 73-78.

[17] Fu RR, Tian YS, Bao TT, et al. Improvement Motor Imagery EEG Classification Based on Regularized Linear Discriminant Analysis [J]. Journal of Medical Systems, 2019, 43(6) : 169.

[18] Wang L, Long X, Aarts RM, et al. EEG-based seizure detection in patients with intellectual disability: Which EEG and clinical factors are important? [J]. Biomedical Signal Processing and Control, 2019, 49 : 404-418.

[19] Fu RR, Han MM, Wang FW, et al. Intentions Recognition of EEG Signals with High Arousal Degree for Complex Task [J]. Journal of Medical Systems, 2020, 44(6) : 110.

[20] Aydemir E, Tuncer T, Dogan S. A Tunable-Q wavelet transform and quadruple symmetric pattern based EEG signal classification method [J]. Medical Hypotheses, 2020, 13(4) : 109519.

[21] Aayesha, Qureshi MB, Afzaal M, et al. Machine learning-based EEG signals classification model for epileptic seizure detection [J]. Multimedia Tools and Applications, 2021, 80(12) : 17849-17877.

[22]　Ma YL, Ding XH, She QS, et al. Classification of Motor Imagery EEG Signals with Support Vector Machines and Particle Swarm Optimization [J]. Computational and Mathematical Methods in Medicine, 2016, 2016 : 4941235.

[23]　Wei PN, Zhang JH, Tian FF, et al. A comparison of neural networks algorithms for EEG and sEMG features based gait phases recognition [J]. Biomedical Signal Processing and Control, 2021, 68 : 102587.

[24]　Wu CT, Dillon DG, Hsu HC, et al. Depression Detection Using Relative EEG Power Induced by Emotionally Positive Images and a Conformal Kernel Support Vector Machine [J]. Applied Sciences-Basel, 2018, 8(8) : 1244.

[25]　Hou YM, Chen T, Lun XM, et al. A novel method for classification of multi-class motor imagery tasks based on feature fusion [J]. Neuroscience Research, 2022, 176 : 40-48.

[26]　Guven A, Altinkaynak M, Dolu N, et al. Combining functional near-infrared spectroscopy and EEG measurements for the diagnosis of attention-deficit hyperactivity disorder [J]. Neural Computing & Applications, 2020, 32(12) : 8367-8380.

[27]　Sharmila A, Geethanjali P. DWT Based Detection of Epileptic Seizure From EEG Signals Using Naive Bayes and k-NN Classifiers [J]. Ieee Access, 2016, 4 : 7716-7727.

[28]　Hsin HC, Li CC, Sun MG, et al. AN ADAPTIVE TRAINING ALGORITHM FOR BACKPROPAGATION NEURAL NETWORKS [J]. Ieee Transactions on Systems Man and Cybernetics, 1995, 25(3) : 512-514.

[29]　Poorani S, Balasubramanie P. Seizure Detection Based on EEG Signals Using Asymmetrical Back Propagation Neural Network Method [J]. Circuits Systems and Signal Processing, 2021, 40(9) : 4614-4632.

[30]　Zhou YJ, Wang L, Jia JT, et al. Application of Back Propagation Neural Network and Information Entropy in Deep Detection of Anesthesia [J]. Journal of Medical Imaging and Health Informatics, 2020, 10(8) : 1875-1879.

[31]　Hemanth DJ, Anitha J, Son LH. Brain signal based human emotion analysis by circular back propagation and Deep Kohonen Neural Networks [J]. Computers & Electrical Engineering, 2018, 68 : 170-180.

[32]　Güntürkün R. Estimation of Medicine Amount Used Anesthesia by an Artificial Neural Network [J]. Journal of Medical Systems, 2010, 34(5) : 941-946.

[33]　Sriraam N, Eswaran C. An adaptive error modeling scheme for the lossless compression of EEG signals [J]. Ieee Transactions on Information Technology in Biomedicine, 2008, 12(5) : 587-594.

[34]　Zhang XR, Yan XD. Predicting collision cases at unsignalized intersections using EEG metrics and driving simulator platform [J]. Accident Analysis and Prevention, 2023, 180 : 106910.

[35]　Sriraam N, Eswaran C. Performance evaluation of neural network and linear predictors for near-lossless compression of EEG signals [J]. Ieee Transactions on Information Technology in Biomedicine, 2008, 12(1) : 87-93.

[36]　Kayikcioglu T, Aydemir O. A polynomial fitting and k-NN based approach for improving classification of motor imagery BCI data [J]. Pattern Recognition Letters, 2010, 31(11) : 1207-1215.

[37]　Jana GC, Swetapadma A, Pattnaik PK. Enhancing the performance of motor imagery classification to design a robust brain computer interface using feed forward back-propagation neural network [J]. Ain Shams Engineering Journal, 2018, 9(4) : 2871-2878.

[38]　Zhang QY, Nagashino H, Kinouchi Y. Accuracy of single dipole source localization by BP neural networks from 18-channel EEGs [J]. Ieice Transactions on Information and Systems, 2003, E86D(8) : 1447-1455.

[39]　Liu MY, Wang J, Zheng CX. Non-negative matrix factorizations based spontaneous electroencephalographic signals classification using back propagation feedback neural networks [M]//Wang J, Liao X, Yi Z. Advances in Neural Networks - Isnn 2005, Pt 3, Proceedings. 2005 : 731-736.

[40]　Di GQ, Wu SX. Emotion recognition from sound stimuli based on back-propagation neural networks and electroencephalograms [J]. Journal of the Acoustical Society of America, 2015, 138(2) : 994-1002.

[41]　Zhang MY, Liu D, Wang QS, et al. Detection of alertness-related EEG signals based on decision fused BP neural network [J]. Biomedical Signal Processing and Control, 2022, 74 : 103479.

[42]　Bayrak S, Yucel E, Takci H, et al. Classification of Epileptic Electroencephalograms Using Time-Frequency and Back Propagation Methods [J]. Cmc-Computers Materials & Continua, 2021, 69(2) : 1427-1446.

[43]　Jing LT, Tian CL, He S, et al. Data-driven implicit design preference prediction model for product concept evaluation via BP neural network and EEG [J]. Advanced Engineering Informatics, 2023, 58 : 102213.

[44]　Al-Hadeethi H, Abdulla S, Diykh M, et al. Determinant of Covariance Matrix Model Coupled with AdaBoost Classification Algorithm for EEG Seizure Detection [J]. Diagnostics, 2022, 12(1) : 74.

[45]　Singh K, Malhotra J. Cloud based ensemble machine learning approach for smart detection of epileptic seizures using higher order spectral analysis [J]. Physical and Engineering Sciences in Medicine, 2021, 44(1) : 313-324.

[46]　Pawar D, Dhage S. EEG-based covert speech decoding using random rotation extreme learning machine ensemble for intuitive BCI communication [J]. Biomedical Signal

Processing and Control, 2023, 80: 104379.

[47]　Yang S, Yin Z, Wang YG, et al. Assessing cognitive mental workload via EEG signals and an ensemble deep learning classifier based on denoising autoencoders [J]. Computers in Biology and Medicine, 2019, 109 : 159-170.

[48]　Wu T, Kong XZ, Zhong YN, et al. Automatic detection of abnormal EEG signals using multiscale features with ensemble learning [J]. Frontiers in Human Neuroscience, 2022, 16 : 943258.

[49]　Hassan AR, Siuly S, Zhang YC. Epileptic seizure detection in EEG signals using tunable-Q factor wavelet transform and bootstrap aggregating [J]. Computer Methods and Programs in Biomedicine, 2016, 137 : 247-259.

[50]　Hassan AR, Bhuiyan MIH. Computer-aided sleep staging using Complete Ensemble Empirical Mode Decomposition with Adaptive Noise and bootstrap aggregating [J]. Biomedical Signal Processing and Control, 2016, 24 : 1-10.

[51]　Zhang YL, Yang RD, Zhou WD. Roughness-Length-Based Characteristic Analysis of Intracranial EEG and Epileptic Seizure Prediction [J]. International Journal of Neural Systems, 2020, 30(12) : 2050072.

[52]　Zhong YN, Wei HY, Chen LF, et al. Automated EEG Pathology Detection Based on Significant Feature Extraction and Selection [J]. Mathematics, 2023, 11(7) : 1619.

[53]　Mehmood RM, Du RY, Lee HJ. Optimal Feature Selection and Deep Learning Ensembles Method for Emotion Recognition From Human Brain EEG Sensors [J]. Ieee Access, 2017, 5 : 14797-14806.

[54]　Alhussein M, Muhammad G, Hossain MS. EEG Pathology Detection Based on Deep Learning [J]. Ieee Access, 2019, 7 : 27781-27788.

[55]　Li G, Lee CH, Jung JJ, et al. Deep learning for EEG data analytics: A survey [J]. Concurrency and Computation-Practice & Experience, 2020, 32(18) : e5199.

[56]　Mumtaz W, Qayyum A. A deep learning framework for automatic diagnosis of unipolar depression [J]. International Journal of Medical Informatics, 2019, 132 : 103983.

[57]　Zaid Y, Sah M, Direkoglu C. Pre-processed and combined EEG data for epileptic seizure classification using deep learning [J]. Biomedical Signal Processing and Control, 2023, 84 : 104738.

[58]　Wang XH, Ren YM, Luo Z, et al. Deep learning-based EEG emotion recognition: Current trends and future perspectives [J]. Frontiers in Psychology, 2023, 14 : 1126994.

[59]　Vallabhaneni RB, Sharma P, Kumar V, et al. Deep Learning Algorithms in EEG Signal Decoding Application: A Review [J]. Ieee Access, 2021, 9 : 125778-125786.

[60]　Schirrmeister RT, Springenberg JT, Fiederer LDJ, et al. Deep Learning With Convolutional Neural Networks for EEG Decoding and Visualization [J]. Human Brain

Mapping, 2017, 38(11) : 5391-5420.

[61]　Zhou S, Gao TH. Brain Activity Recognition Method Based on Attention-Based RNN Mode [J]. Applied Sciences-Basel, 2021, 11(21) : 10425.

[62]　Yang DX, Liu YD, Zhou ZT, et al. Decoding Visual Motions from EEG Using Attention-Based RNN [J]. Applied Sciences-Basel, 2020, 10(16) : 5662.

[63]　Jiang HP, Jiao R, Wang ZQ, et al. Construction and Analysis of Emotion Computing Model Based on LSTM [J]. Complexity, 2021, 2021 : 8897105.

[64]　Aldayel MS, Ykhlef M, Al-Nafjan AN. Electroencephalogram-Based Preference Prediction Using Deep Transfer Learning [J]. Ieee Access, 2020, 8 : 176818-176829.

[65]　Xie LX, Deng ZH, Xu P, et al. Generalized Hidden-Mapping Transductive Transfer Learning for Recognition of Epileptic Electroencephalogram Signals [J]. Ieee Transactions on Cybernetics, 2019, 49(6) : 2200-2214.

[66]　Malekzadeh A, Zare A, Yaghoobi M, et al. Epileptic Seizures Detection in EEG Signals Using Fusion Handcrafted and Deep Learning Features [J]. Sensors, 2021, 21(22) : 7710.

[67]　Li HL, Ding M, Zhang RH, et al. Motor imagery EEG classification algorithm based on CNN-LSTM feature fusion network [J]. Biomedical Signal Processing and Control, 2022, 72 : 103342.

[68]　Thoduparambil PP, Dominic A, Varghese SM. EEG-based deep learning model for the automatic detection of clinical depression [J]. Physical and Engineering Sciences in Medicine, 2020, 43(4) : 1349-1360.